臨床研修医＆若手歯科医師のための

補綴臨床
はじめの一歩

著　塩沢 育己

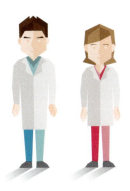

クインテッセンス出版株式会社　2015

Tokyo, Berlin, Chicago, London, Paris, Barcelona, Istanbul, Milano, São Paulo,
Moscow, Prague, Warsaw, Delhi, Bucharest, and Singapore

はじめに

　歯科補綴学は、研究面では、ある程度完成された分野である。しかし、臨床的には完全に確立した方法は少なく、実際に診療に従事する歯科医師の経験に依存しているところが少なくない。臨床経験豊富な歯科医師が担当しても、同一症例に対して歯科医師ごとに診療方針や方法が異なっているのが現状である。その意味から、歯科診療に従事して間もない歯学部学生や臨床研修医では、臨床を合理的に行うことは困難といわざるを得ない。

　著者は、40数年にわたり歯科学生や臨床研修医の臨床教育に携わってきた。その間、多くの若手歯科医師とともに臨床を行ってきたが、スムーズな臨床実習を行える学生、研修医はきわめて少なく、大半はどこかに問題があった。その際、彼らが戸惑った事柄を記録し、その解決方法を検討してきたが、その事柄には技術的問題が多く、歯科臨床における技術教育の難しさを痛感した。

　本書は、先に述べたように、歯学部学生や臨床研修医が実際に臨床を行う際に、技術的に問題が生じやすい項目について記したものであり、臨床における失敗を極力抑えるための技術を著したつもりである。したがって、すでに臨床術式が完成したベテラン歯科医師諸兄には物足りない内容になっているものと思われる。また、本書は文章が先に完成し、その文章に適した写真を当てはめているため症例に一貫性がなく、読みにくい内容になっている感は否めない。なお、写真の整理にあたって協力いただいた東京医科歯科大学医歯学総合研究科部分床義歯補綴学分野の塩沢真穂博士に深謝する。

　また本書は、若手歯科医師が臨床の現場で参考にしやすいよう、ハンディータイプのA5判とした。将来、改訂の機会があれば、症例を選んで図を制作しなおすと同時に、大判にしたいと考えている。不十分な点が多く、中途半端な内容であるが、本書が若手歯科医師の臨床の一助になれば幸いである。

　最後に、本書出版にあたり、多大なご尽力を頂いたクインテッセンス出版株式会社編集部の木村明氏、畑めぐみ氏をはじめとするスタッフ諸氏に心より感謝いたします。

2015年2月
塩沢育己

CONTENTS

CHAPTER 01
診査 ……………………………… 8
1. 診査の流れと診査項目 …………… 8
2. 治療方針の決定にあたっての心構え … 9

CHAPTER 02
概型印象 ……………………… 10
1. 印象採得時の患者の体位 ………… 10
2. トレーの試適 ……………………… 10
3. トレーの形態修正 ………………… 10
4. 印象の順序 ………………………… 12
5. アンダーカットの処理 …………… 12
6. 嘔吐反射の激しい患者に対する処置 12
7. 印象材の口腔内への塗布 ………… 13
8. トレーの口腔内への挿入 ………… 14
9. トレーの挿入方向・位置 ………… 14
10. 筋形成 ……………………………… 14
11. 印象の保持 ………………………… 14
12. 印象の撤去 ………………………… 15
13. 印象のチェック …………………… 15
14. 印象面の洗浄 ……………………… 17
15. 感染症患者から採取した
    印象の処理方法 ………………… 17

CHAPTER 03
研究用模型 …………………… 18
1. 石膏の注入 ………………………… 18
2. 模型の撤去 ………………………… 19
3. 印象面の気泡による突起の除去 … 19
4. 模型のトリミング ………………… 19
5. 模型と口腔内の比較 ……………… 19

CHAPTER 04
築造窩洞形成 ………………… 20
1. 支台歯の概形成 …………………… 20
2. セメントなど仮封材の除去
   (根管口明示) …………………… 22
3. 軟化象牙質の除去 ………………… 22
4. 窩洞内壁の整理 …………………… 22
5. 窩壁の厚さ・高さの整理 ………… 23
6. 歯冠部歯質の保存 ………………… 23
7. 築造体の保持 ……………………… 24
8. 根管充填材の除去 ………………… 24
9. 根管拡大 …………………………… 25
10. 窩縁斜面の付与 …………………… 26
11. 隅角の整理 ………………………… 26

CHAPTER 05
築造窩洞の印象 ……………… 28
1. 印象材の選択 ……………………… 28
2. 付加型シリコーンラバーベース
   印象材による印象法 …………… 28
3. 寒天・アルジネート連合印象法 … 31
4. 印象の撤去 ………………………… 31
5. 歯肉圧排 …………………………… 31
付　付加型シリコーンラバーベース
   印象材を使用して、咬合印象法で
   築造窩洞を印象する方法 ……… 32

CHAPTER 06
築造窩洞模型の製作 ………… 34
1. 石膏の注入 ………………………… 34
2. 辺縁のトリミング ………………… 35

CHAPTER 07
築造体のワックスアップ・埋没 ……… 36
1. 根管のワックスパターン ……… 36
2. コア部のワックスパターン ……… 37
3. スプルーの植立 ……… 39
4. 埋没 ……… 39

CHAPTER 08
鋳造 ……… 40
1. 埋没材の乾燥 ……… 40
2. ルツボ内の清掃 ……… 40
3. ブローパイプの炎の調節 ……… 40
4. 金属の溶解 ……… 41
5. フラックスの投与 ……… 41
6. 酸処理 ……… 41

CHAPTER 09
築造体の調整・合着 ……… 42
1. 試適時のチェックポイント ……… 42
2. 築造体の修正・研磨 ……… 43
3. セメント合着 ……… 44
4. セメントの除去 ……… 45
5. 支台歯形態の修正 ……… 45

CHAPTER 10-1
支台歯形成① ……… 46
1. 手指の固定 ……… 46
2. 切削器具の検査 ……… 46
3. 切削時の発熱に対する注意点 ……… 46

CHAPTER 10-2
支台歯形成② ……… 48
1. 支台歯形成時のポジショニング ……… 48
2. 支台歯形成の順序 ……… 48
3. 隣接面のセパレート ……… 48
4. 軸面形成 ……… 50

5. 咬合面形成 ……… 51
6. 辺縁形態 ……… 52
7. 仕上げ ……… 56
8. 研磨 ……… 56
9. 支台歯形成のチェックポイント ……… 58
10. 多数支台歯の診査 ……… 60
11. 有髄支台歯形成の注意点 ……… 61
12. 補助保持形態の付与 ……… 61

CHAPTER 11
個歯トレー（レジントレー） ……… 64
1. 個歯トレー用の印象 ……… 64
2. 個歯トレー（レジントレー）の作製 ……… 64

CHAPTER 12-1
印象採得①
適切な印象採得を行うための着眼点 ……… 66
1. 印象材とその特徴 ……… 66
2. 支台歯のチェックポイント ……… 66
3. 支台歯の清掃、歯列内のアンダーカットの処理 ……… 66

CHAPTER 12-2
印象採得②
個歯トレー法（レジントレー）による印象採得 ……… 67
1. 個歯トレーの適合 ……… 67
2. トレーの口腔内での調整 ……… 67
3. 接着剤の塗布 ……… 70
4. 個歯トレー内への印象材の填入 ……… 70
5. 隣接面への印象材の塗布 ……… 70
6. 支台歯への個歯トレーの圧接 ……… 70
7. 歯列の印象 ……… 70
8. 歯列印象の選択 ……… 71
9. 歯列トレーの保持 ……… 71
10. 印象材の撤去 ……… 71
11. 印象面のチェック ……… 71
12. 印象の清掃 ……… 71
13. 印象の保存 ……… 71
14. 採得された支台歯の模型 ……… 71

CHAPTER 13
咬合採得 …………………………… 72
1. 咬合採得時の患者の体位………… 72
2. 咬合採得の実際………………… 73

CHAPTER 14
仮封法 ……………………………… 78
1. 仮封冠外形の作製………………… 78
2. 仮封冠の口腔内での調整………… 82
3. 仮封冠のチェック………………… 82
4. 仮着材の塗布……………………… 82
5. ブリッジのポンティック部の注意点 83

CHAPTER 15
模型の作製
分割可撤模型法……………………… 84
1. 石膏注入前の処理………………… 84
2. 隣在歯の処理……………………… 85
3. 一次石膏（超硬質石膏）の注入 86
4. ダウエルピンの植立……………… 86
5. 回転防止形態の付与……………… 86
6. 分離材の塗布……………………… 86
7. 二次石膏の注入…………………… 87
8. 模型の撤去………………………… 87
9. 模型のチェック…………………… 87
10. 模型の整理………………………… 87
11. 歯型の分割………………………… 88
12. 歯型辺縁のトリミング…………… 88

CHAPTER 16
咬合器装着 ………………………… 90
1. 模型別・症例別
   咬合器装着のポイント…………… 90
2. 咬合採得材の整理………………… 92
3. 模型の固定………………………… 93
4. 模型の装着………………………… 93

CHAPTER 17
ワックスアップ …………………… 94
1. ワックスのシェルを作製し、
   歯型を歯列模型に戻す…………… 95
2. 咬合面のワックスを軟化して
   対合歯と咬合させる……………… 95
3. 辺縁隆線の高さを隣在歯と
   そろえる…………………………… 96
4. 機能咬頭頂の位置を決定する…… 96
5. 非機能咬頭の高さや形態を
   決定する…………………………… 96
6. 頬舌側の豊隆を隣在歯と
   調和させる（頬舌側軸面形態）… 97
7. 隣在歯との頬舌側鼓形空隙や
   上下部鼓形空隙を作製する
   （近遠心形態）…………………… 97
8. 小窩、裂溝の位置の決定………… 98
9. 咬合させるべき点（小面）に
   触れないようにしながら、各咬頭
   の形態を彫刻する………………… 98
10. 辺縁部の修正……………………… 99
11. 彫刻した面を保存しながら
    ワックスアップの傷を除去する 100
12. コンタクト・ポイントの修正 100
13. スプルー線の植立………………… 101
14. 埋没………………………………… 101

CHAPTER 18
研磨 ………………………………… 102
1. 軸面の研磨………………………… 102
2. 咬合面の研磨
   （咬合調整後に再度研磨する） 103
3. 辺縁の研磨………………………… 103

CHAPTER 19
試適時の
コンタクトポイント調整 … 104
1. 隣在歯との接触部位の確認……… 104
2. カーボランダムポイント
   による削除………………………… 105
3. シリコーンポイントによる研磨 107

CHAPTER 20
咬合調整 ……………… 108
1. 術前の咬頭嵌合位のチェック 109
2. クラウンの高さのチェック…… 110
3. 咬合調整……………………… 110
4. 咬合調整の確認……………… 114
5. 咬合面形態の修正…………… 114

CHAPTER 21
仮着 ……………………………… 118
1. 仮着材の塗布………………… 118
2. 撤去用ノブの設置部位………… 119

CHAPTER 22
セメント合着 …………………… 120
1. 支台歯の清掃………………… 121
2. セメントの塗布………………… 121
3. 合着操作……………………… 122
4. 適合状態の確認……………… 123
5. セメントの除去………………… 123

CHAPTER 23
補綴物の除去 …………………… 124
1. メタルクラウンの除去………… 124
2. メタルボンドポーセレンクラウンや
   レジン前装冠の除去………… 126
3. ブリッジの除去………………… 127
4. ポストクラウン・築造体の除去 127

CHAPTER 24
根面キャップ …………………… 130
1. 症例の選択…………………… 130
2. 根面形成……………………… 131
3. 印象採得……………………… 132
4. 作業模型の作製……………… 132
5. ワックスアップ………………… 132

CHAPTER 25
義歯粘膜面の調整 ……………… 134
1. フィットチェック………………… 134
2. 削除部位の選択……………… 135

CHAPTER 26
直接法による義歯修理 ………… 136
1. 破折片の整復………………… 136
2. 修復部の削除および
   即時重合レジン添加…………… 137
3. 研磨…………………………… 138

CHAPTER 27
直接リライニング ……………… 139
1. 粘膜面の適合試験…………… 139
2. リライニング材の稠度選択
   および貼布……………………… 140
3. リライニング材貼付後の操作… 141
4. リライニング材硬化前の着脱… 141
5. 余剰リライニング材の除去…… 141
6. 研磨…………………………… 142

さくいん…………………………… 143
著者略歴………………………… 144

CHAPTER 01
診査

1 診査の流れと診査項目

- 主訴の問診。
  - ☞ 患者の主訴をよく聞き、それを正確に把握する。
  - ☞ 患者が表現できないことをくみ取る。

POINT なぜ来院したのか、何をしてほしいのかを把握する。

- 全身状態の問診（表 1-1）。
  - ☞ 全身状態の問診も十分に行う。
- 口腔内の診査（表 1-2）。
  - ☞ 主訴部位だけでなく、口腔内全体や顎関節の状態を観察する。

表 1-1　全身状態の問診項目

① 現在の体調
② 服用薬
③ 既往症
④ アレルギーの有無
⑤ 感染症の有無など

表 1-2　口腔内の診査項目

① 支台歯の状態
② 他の残存歯の状態
③ 欠損部や口腔内粘膜の状態
④ 咬合接触関係
⑤ 咬合平面（モンソン・ウィルソンの湾曲など）の状態
⑥ 顎関節の状態
⑦ 顎運動の観察
⑧ 早期接触の発見

2 治療方針の決定にあたっての心構え

- 治療順序をイメージする。
  - ☞ 内容の決定：患者の口腔内を一目見たとき、どの部位にどのような治療、またどんな最終補綴が必要かなど、治療計画が瞬時にイメージできるようになろう。
- 主訴の治療が第一。
  - ☞ **患者の痛みは第一優先。必ずその痛みを取る。**
- 主訴よりも緊急を要する治療部位や、主訴の治療上優先的な処置事項がある場合は、その理由を患者によく説明して治療順序を変更する。
- 診療範囲を広げすぎない（**ワンステップごとに終了すること**）。
  - ☞ 患者にいわれるがまま治療範囲を広げてしまうと、収集がつかなくなるので注意。
  - ☞ 治療の間隔があきすぎると、仮封が取れたり、暫間修復物が外れて支台歯が変位してしまうなど、治療が後戻りする可能性は高くなる。なるべく1～2週間に1回の予定でスケジュールを立案する。これは治療を順調に進めるためのコツである。
- **安易に咬合を挙上しない。**
  - ☞ 義歯が入るスペースがないからと、安易に咬合を挙上してはならない。咬合挙上の難度は高い。
  - ☞ 咬合が低下していることによって顎関節などに症状が生じている場合は咬合挙上が必要なこともあるが、必要と思われる際は必ず指導医と相談をすること。
- 犬歯はできるかぎり触れない。
  - ☞ 犬歯やその隣在歯を安易に抜去や形成をしてはならない。犬歯は側方運動時にガイドとなることが多い。現状維持することが可能ならば、極力保存すべきである。

CHAPTER 02
概形印象

INSTRUMENTS
- ☐ 既製トレー
- ☐ ゴードンプライヤー
- ☐ ユーティリティーワックス
- ☐ アルジネート印象材

　概形印象は、患者の口腔内のすべての情報を得ることが目的である。精密な必要はないが、歯、粘膜、歯肉頬移行部、小帯などを確実に採得することが大切である。

1 印象採得時の患者の体位

- 印象採得時は、**患者の体位をアップライト**にする。
  - ☞ 精密印象でも同様である。

2 トレーの試適

- 歯列弓を完全にカバーし、なおかつ**前後左右に約 5mm 可動**するトレーを選択する。
  - ☞ 下顎の場合には前後左右に約 5mm 動くトレーを、上顎は左右に約 5mm 可動し、歯列弓全体を完全に被覆するものを選択する。

3 トレーの形態修正

- 歯列弓に合わせて、ゴードンのプライヤーで形態を修正する（図 2-1）。
- 歯列弓をカバーできない場合は、ユーティリティーワックスを辺縁に追加する（図 2-2）。
- **トレーの柄をトレーの歯列部分と平行**にする（図 2-3）。
  - ☞ 印象採得時に正しい位置に収まっているかどうかの判断基準となる。

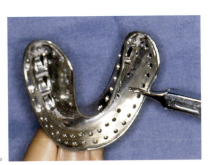

図 2-1　ゴードンプライヤーによる形態修正。

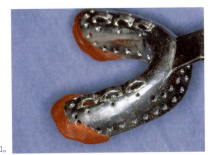

図 2-2　ユーティリティーワックスの追加。

図 2-3　トレーの柄の方向の調整。

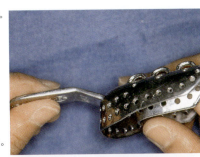

図 2-3a　柄とトレーの歯列部とを平行にする。

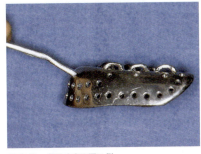

図 2-3b　柄の方向の悪い例。

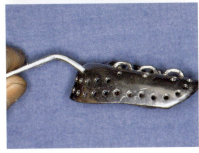

図 2-3c　柄の方向の悪い例。

4 印象の順序

- 印象は**下顎から採得**する。
  - ☞下顎印象採得時は嘔吐反射が起こりにくいので、印象採得に慣れてもらう。

5 アンダーカットの処理

- ポンティック部や下部鼓形空隙が広い部位には、ユーティリティーワックスを填入する。

6 嘔吐反射の激しい患者に対する処置

- キシロカインスプレーなどの表面麻酔剤を噴霧する。
- 上顎採得時には、印象材の混水比を調節し、やや硬めに練和して、口蓋部の量を少なくするなど、トレーへの印象材の盛りかたを考慮する（図2-4）。
- **印象採得中に嘔吐感を訴えた場合には、肩の力を抜かせ、鼻で呼吸をさせる。さらに、患者の後頭部を左腕で支えて、患者を前屈させると、嘔吐感は減少する。**
- 嘔吐した場合には、印象材が硬化するまでトレーを保持する。
  - ☞途中ではずすと患者はもっと嘔吐してしまう。

POINT 患者を食事のときの姿勢にすると、嘔吐反射は起きにくい（図2-5）。

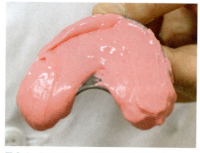

図2-4 上顎用トレーへの印象材の盛りかた。

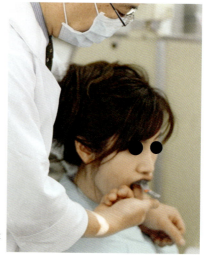

図2-5 嘔吐感を訴えた場合には、患者を前屈させ、食事のときの姿勢にする。

7 印象材の口腔内への塗布

- 歯肉頬移行部や咬合面には、あらかじめ印象材を塗りつける(図2-6)。
  - ☞口腔内の現状を確実に再現するために必要である(図2-7)。
- 歯肉頬移行部の印象採得が不十分な場合は、口輪筋の緊張を緩和させる(「唇の力を抜いてください」と指示する)。
- 対合歯として使用する場合には、咬合面にも印象材を塗りつける。

POINT 患者が口を大きく開けると口輪筋が緊張し、歯肉頬移行部に印象材が入らなくなってしまう。「唇の力を抜いてください」の一言は、一気に口輪筋の力が抜ける魔法の言葉である。筋形成を行う際にも有効である。

図 2-6 歯肉頬移行部への印象材の貼付。

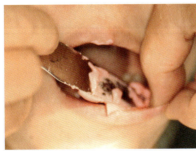

図 2-6a 口唇の力を抜かせて、歯肉頬移行部に印象材を塗りつける。

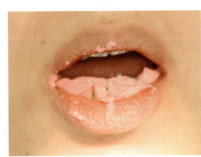

図 2-6b 歯肉頬移行部に塗りつけた印象材。

図 2-7 歯肉頬移行部の採得が不十分な印象の例。

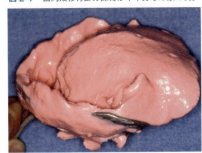

図 2-7a 上顎。

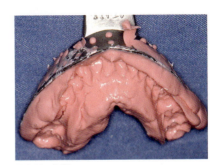

図 2-7b 下顎。

8 トレーの口腔内への挿入

- 口腔内にあらかじめ塗りつけた印象材は、トレーに盛った印象材より速く硬化する。そのため、**トレーはすばやく口腔内へ挿入**する。

9 トレーの挿入方向・位置

- **トレーの柄の方向を参考**にして、トレーを口腔内に挿入する。
- **トレー後方の位置を決定し、前方を口唇と前歯のあいだに挿入**する。
  - ☞こうすることによって印象材が前方へ流れてくるため、嘔吐反射を防ぐことができる。

10 筋形成

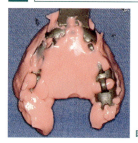

- 上顎：口輪筋の緊張を緩和させ（「唇の力を抜いてください」と指示）、上唇や頬を引っ張る。
- 下顎：頬側は上顎と同様、舌側は上唇をなめさせたり、舌を思い切り前方に突出させる（図 2-8）。

図 2-8　舌を突出させなかったため、舌側の形態が不備な下顎の印象。

11 印象の保持

- 印象材が初期硬化するまではトレーを保持する（図 2-9）。

図 2-9　上顎・下顎のトレーの保持方法。

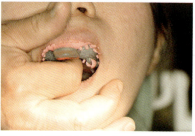

図 2-9a　上顎の場合。**トレーの口蓋中央部**を保持する。柄を持ってはいけない。

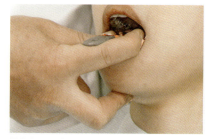

図 2-9b　下顎の場合。**拇指**と**人差指**でトレーを保持し、**中指や薬指**で下顎の底部を保持する。舌はすべて筋肉のため、下顎を押さえないとトレーが動いてしまう。回転トレーでは柄の接合部で保持する。

12 印象の撤去

- 前歯部を支点にして、トレーの後方を少しはずしてから一気に撤去する。
  ☞ 上顎の総義歯と同様に後方が辺縁封鎖の弱点である。

13 印象のチェック

- トレーの保持孔から印象材が溢出し、**印象材がトレーと接合していること**（図2-10a）。
- 印象面（歯面、粘膜面、歯肉頬移行部など）の変形や気泡をチェックする（図2-10b）。

POINT 過不足なく採得された概形印象と研究用模型を、次ページ図2-11、12に示す。

図2-10 保持や細部が不十分な印象。

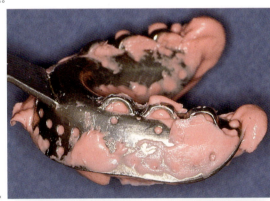

図2-10a 維持不足な印象。

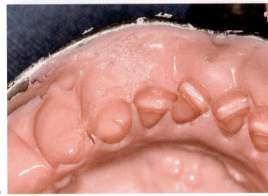

図2-10b 辺縁が不足している印象。

図 2-11 および 2-12　過不足なく採得された概形印象と、作製された研究用模型。

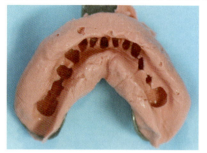

図 2-11a　下顎の概形印象。

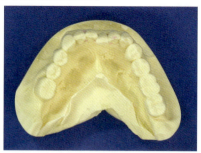

図 2-12a　作製された下顎の研究用模型。

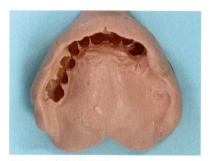

図 2-11b　上顎の概形印象。

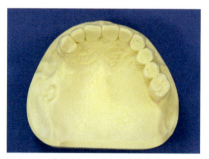

図 2-12b　作製された上顎の研究用模型。

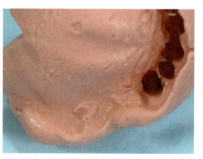

図 2-11c　概形印象における欠損部辺縁の状態。

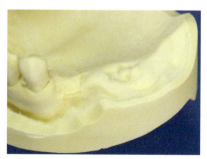

図 2-12c　研究用模型における欠損部辺縁の状態。

14 印象面の洗浄

- 印象面に付着した唾液や滲出液を洗浄する。
- ☞印象面に付着した唾液、滲出液は石膏面を粗糙にするため、十分に流水で洗い流す。強い流水は直接当てると印象が変形してしまうため、手で水を受け、流す程度でよい。

15 感染症患者から採得した印象の処理方法

- HBV、HCV（B・C型肝炎ウィルス）や、HIV（ヒト免疫不全ウィルス／エイズ）などの感染症を有する患者から採得した印象の消毒は、感染対策マニュアルを参照する。
- ☞感染症の患者が来院したときには、ステリハイド、次亜塩素酸ナトリウムなどで消毒する。

SHIOZAWA'S ADVICE

印象の際には、必ず片手はフリーにしておくこと。両手で押さえるのは禁物である。片手をフリーにしておけば、患者の緊急事態に対応できる（図2-13）。なお、上顎印象時に口蓋印象面に粘性の強い唾液がついている患者は、印象採得時に気持ちが悪くなっていることが多い。

また、患者の顔には、できるだけ印象材をつけないように心がけたい。

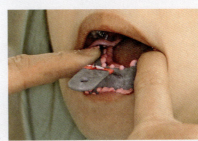

図2-13 両手でトレーを押さえてはいけない。

CHAPTER 03
研究用模型

INSTRUMENTS
- ☐ 硬質石膏（普通石膏）
- ☐ スパチュラ

石膏注入時に気泡を入れないように注意する。完成した模型の咬合関係が正しいことを確認する。

1 石膏の注入

- トレーの保持孔から印象材が溢出し、**印象材がトレーと接合していることを確認**する。
- 印象面（歯面、粘膜面、歯肉頰移行部など）の変形や気泡をチェックする。
- 概形印象は印象の**最後方から石膏を注入**する（図3-1a）。
- 石膏が流れる先端を注視する。
- **上顎では口蓋部、下顎では正中部から石膏を注入してはいけない**（図3-1b、c）。
  ☞ 石膏が多方面に流れるので、気泡が入りやすい。
- **下顎模型には台座をつけ、破折を防ぐ**（図3-1d）。
- 上顎では模型が破損することはないが、下顎は馬蹄形であるため、石膏模型撤去時に破損しやすい。
  ☞ 下顎模型で折れやすい場所は、中切歯部分である。

POINT 精密印象と概形印象では石膏の注入方法が異なるので注意する。精密印象ではもっとも大切な支台歯部位から注入する。

図3-1 各種印象への石膏の注入。

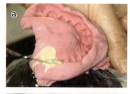
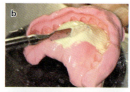
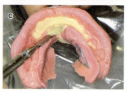
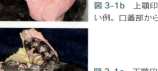

図3-1a 概形印象への石膏注入。
図3-1b 上顎印象への石膏注入の悪い例。口蓋部から注入しないこと。
図3-1c 下顎印象への石膏注入の悪い例。正中部から注入しないこと。
図3-1d 下顎模型には台座をつける。

2 模型の撤去

- 石膏模型はアルジネート印象材が乾燥する前に撤去する。
  - ☞印象採得した日に必ず撤去する。放置しておくと撤去時に模型が破損しやすい。

3 印象面の気泡による突起の除去

- とくに咬合面の突起は完全に除去する。
- 模型の咬頭嵌合位を確認する。

4 模型のトリミング

- 模型はきれいに作製する。
- 模型の咬合状態が**咽頭方向からのぞける**ようにする。
  - ☞模型の一番の利点は、口腔内の状態を舌側（口蓋側）から観察できることである。舌が印象されてしまうと、咽頭方面からのぞくことができない（図3-2）。
- 基底面は咬合平面とほぼ平行にする。

> **POINT** 模型の基底面を基準に咬合器装着することが多い。対合歯列として使用する際には、模型の基底面と歯軸が傾いていると、その方向に歯を作ってしまい、歯冠軸が傾いた補綴物を作りやすい。

図3-2 咽頭方向から観察する模型の咬合状態。

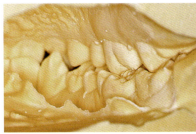

図3-2a 舌側（口蓋側）の咬合関係が観察できる。

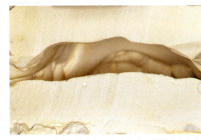

図3-2b 舌が印象されてしまうと、咽頭方向からのぞくことができない。

5 模型と口腔内の比較

- 正中線やスマイルラインを模型に記入し、補綴物製作時の参考にする。

CHAPTER 04
築造窩洞形成

INSTRUMENTS
- □ タービン用ダイヤモンドポイント：槍状、シリンダー状、ラウンド状、シャンファー用（K1）など
- □ エンジン用ラウンドバー
- □ ピーソーリーマー
- □ 根管形成バー
- □ カーボランダムポイント：#28、44など。

まず、キャストコアの製作方法をマスターする。キャストコアは手間がかかり、技術的に困難であるが、これができればレジンコア、ファイバーコアへの応用は可能である。

1 支台歯の概形成

- 歯冠部歯質が完全に保存されている状態を想定して、支台歯の概形成を行う（図4-1）。
  ☞ CHAPTER10 支台歯形成を参照。
- 軸面は歯肉縁下まで形成する（**槍状ダイヤモンドポイント**）。
  ☞ 近遠心隣接面のセパレートが終了したら（図4-2）、**そのまま全周を歯肉縁下まで形成**する。保存できる歯冠部歯質の厚さや高さを決定するためにも、最終的な辺縁まで（歯肉縁下0.5～0.7mm）形成する（図4-3）。
- 窩洞内だけを形成し、築造体を作製し、合着後に支台歯形成する方法は不可である。
  ☞ 築造体合着後の形成は、軸面の歯質が薄くなったり、欠けたりする危険性がある。

POINT 形成でもっとも注意を払う点は、隣在歯とのセパレートである。隣在歯を傷つけないよう注意すること。

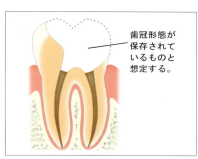

歯冠形態が保存されているものと想定する。

図4-1 歯冠部歯質が保存されている状態を想定して支台歯を概形成する。

図 4-2 隣接面セパレートの実際。

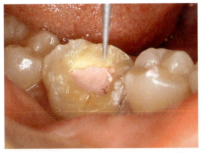

図 4-2a　セパレートには**槍状のポイント**を使用する。

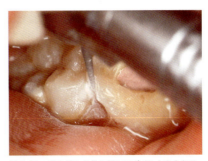

図 4-2b　隣在歯からやや離してポイントを入れる。

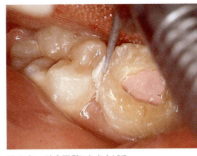

図 4-2c　咬合面側にかき上げる。

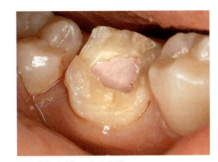

図 4-2d　セパレートの終了。

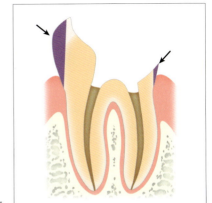

図 4-3　軸面の形成。歯肉縁下まで形成する。

2 セメントなど仮封材の除去（根管口明示）

- 髄床底は絶対に削除しない。
  - ☞ **エンジン用ラウンドバー**で行う（図4-4）。
- 歯質と根管口が完全に見えるまで仮封材を除去する（図4-5）。

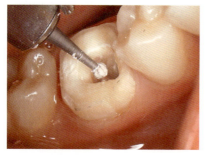
図4-4 髄床底に触れるときは**エンジン用ラウンドバー**で行う。

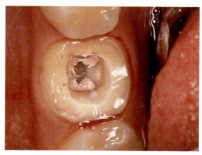
図4-5 明示された根管口。

3 軟化象牙質の除去

- 軟化象牙質の削除は、**エンジン用ラウンドバー**で行う。
  - ☞ **タービンは使用しない**。とくに**カーバイドバーは絶対に使用しない**。
  - ☞ 必ずエンジンで行う。
  - ☞ **注水しない**。軟化象牙質は水分を含んでいるので、注水して削除すると健全象牙質との差がわからなくなる。
- バーの手ごたえが硬くなり、**表面が光ってきたら**軟化象牙質除去は終了である。

4 窩洞内壁の整理

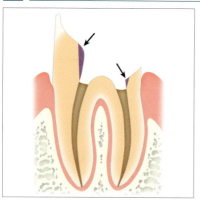

- 窩洞の内壁のアンダーカットを削除する（図4-6）。
  - ☞ 髄床底に触れなければ、タービンを使用してもよい。しかし、カーバイドバーは絶対に使用しないこと。

図4-6 窩洞内壁の整理（アンダーカットの削除）。

| 5 | 窩壁の厚さ・高さの整理 |

- 薄い窩壁は**厚さが最低 0.5mm** になるまで高さを削除する（図 4-7）。
- 歯質が厚くても 1 軸面しか残っていなかったり、**窩壁の高低差が 5mm 以上あるときはアンレー型の築造**にする（図 4-8）。
- ☞ それ以上の差がある場合は、築造セット時に窩壁が割れる可能性が大きい。

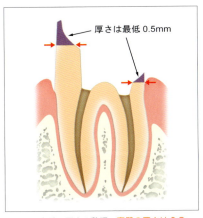

図 4-7　窩壁の厚さの整理。**窩壁の厚さは 0.5mm 以上**とする。

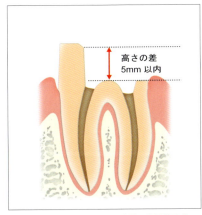

図 4-8　窩壁の高さの整理。**窩壁の高低差は 5mm 以内**とする。

| 6 | 歯冠部歯質の保存 |

- 歯冠部歯質はできるかぎり保存する（厚さ、高さに注意）。
- ☞ **フェルール効果を得るために歯冠部の歯質は保存**する。しかし、厚さが 0.5mm 以下、高低差が 5mm 以上の場合には歯冠部歯質でも削除する。

7 築造体の保持

- 築造体は原則的に根管に保持を求める形態とする。
- 根管形成は歯槽骨頂を結んだ線より根尖方向までとする（図4-9）。
  - ☞ 築造が施されていない無髄歯は、強い力がかかったときに歯槽骨頂を結んだ線で割れる。したがって、根管保持は歯槽骨頂を結んだ線を越さなければ意味がない。

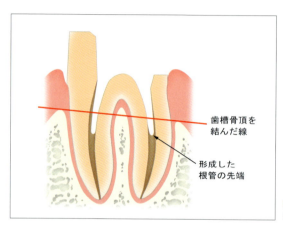

図4-9　根管の形成は、歯槽骨頂を結んだ線より根尖方向までとする。

8 根管充填材の除去

- 根管の方向を確認しながら、先端に刃のないピーソーリーマーで根管充填材を除去する（図4-10）。
- 先端が切削できるゲーツドリルは使用してはいけない。
- 根管の方向に従って除去する（図4-11）。
- 根管壁が見えるまで除去する。

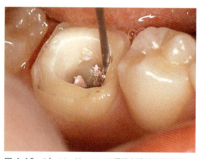

図4-10　ピーソーリーマーで根管充填材を除去する。

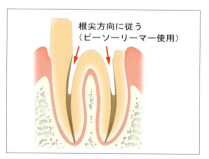

図4-11　根管の方向に従って除去する。

9 根管拡大

- 根管の拡大は根管形成バーで行う（図4-12）。
- 根管形成バーは上下に運動させて使用する。
- 根管の方向を修正するときには、根管形成バーで窩洞の外壁を削除する（図4-13）。
- 咬合面側から形成した根管の先端が見えるように外壁を削る（図4-14）。

POINT 根管の内側は絶対に削除しない（図4-15）。内側で穿孔すると、その歯は保存不可能である。外側で穿孔した場合は、歯槽骨上ならば保存可能である。

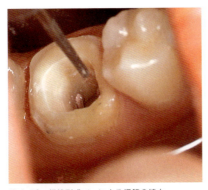

図4-12 根管形成バーによる根管の拡大。

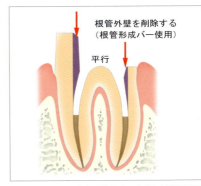

図4-13 根管の方向を修正するときには窩洞の外壁を削除する。

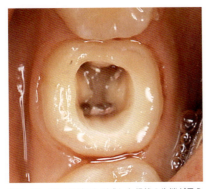

図4-14 咬合面側から形成した根管の先端が見えるように外壁を削る。

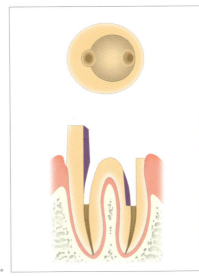

図4-15 根管内の形成。
左側：根管の外壁を削除して平行性を得る。
右側：内壁を削除すると穿孔する危険性がある。

10 窩縁斜面の付与

- 築造体の適合を向上させるために、内外壁に窩縁斜面を付与する（図4-16）。

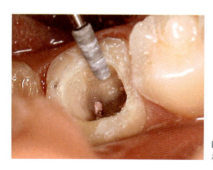

図4-16 窩縁斜面の付与。エンジンのカーボランダムポイントを使用する。

11 隅角の整理

- 隅角部をカーボランダムポイントで丸める。

SHIOZAWA'S ADVICE　単根・残根築造の注意点

【単根の築造】
- 咬合力によってポスト部が回転し、コアごと脱離することが多いことから、単根の築造はもっとも難しい。対処法として、回転防止またはピンをつけておくと有効である（図4-17）。
- 強固な回転防止をつけないと外れてしまうが、大きくつけすぎても歯質が割れてしまう。

【ピンの形成法】
① ピンの部位に槍状のタービン用ダイヤモンドポイントで起始点を付与する。
② No. 006、007のエンジン用ラウンドバーで、深さ約2mmのピンを形成する。
③ No. 007、008のエンジン用フィッシャーバーで整形する。
☞61ページ参照

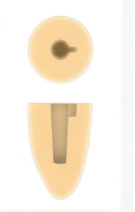

図4-17a　回転防止の付与。

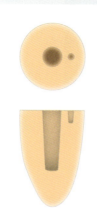

図4-17b　ピンの付与。

【ロート状根管の築造】
- ロート状の根管を築造する場合、ポストとして維持力を発揮する部分は、着脱方向に対してテーパーの小さい部分に限定されている（図4-18）。そのため、着脱方向に対してテーパーが大きな角度を持つポスト部は、咬合力がかかると維持力が発揮できず、築造体は容易に脱離する。
- **根管口付近のテーパーを小さくすることが重要。**
- 根管内を階段状に形成する（図4-19、20）。
- 階段状の形成時に穿孔しないように注意する。

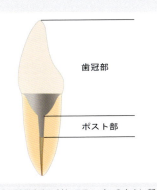

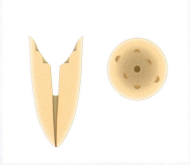

図4-18 着脱方向に対してテーパーの小さい部分しか維持に関与しない。

図4-19 根管内を階段状に形成する。

図4-20 ロート状根管形成の実際。

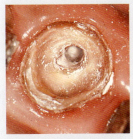

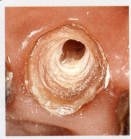

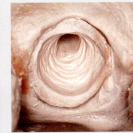

図4-20a 軟化象牙質の除去。

図4-20b 根管内に形成されたステップ。

図4-20c 模型。

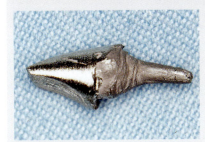

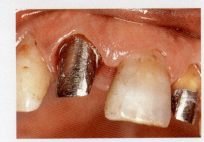

図4-20d 築造体。

図4-20e 合着された築造体。

CHAPTER 05
築造窩洞の印象

INSTRUMENTS
- ☐ 既製トレー(回転トレー)
- ☐ シリコーン印象材(パテ、レギュラータイプ)
- ☐ スクリューバー
- ☐ Kerr の注入器
- ☐ 咬合採得材

根管の形態を正確に再現した印象を採得ことが目標。築造窩洞は外側性、内側性の混在型であるため、印象の難度は高い。

1 印象材の選択

- 原則的には付加型シリコーンラバーベース印象材を使用する。
  - ☞ 寒天やアルジネート、縮合型シリコーンラバーベース印象材は、形成にアンダーカットがあると、ちぎれたり、変形してしまうため、初心者には不向きである。
  - ☞ 形成が上達するまでは、**再現性がよく、残留歪みの少ない付加型シリコーンラバーベース印象材を使用する。**

2 付加型シリコーンラバーベース印象材による印象法

1．連合印象法（ダブルミックス法）

- 2回法とダブルミックス法では、精度の高い後者を選択する。
- インジェクションタイプの窩洞や根管への注入には、注入器(**先端の細い Kerr の注入器**)（図 5-1a、b）や**スクリューバー**（図 5-1c）を使用する。
  - ☞ 注入器は先が細くないと、複雑な窩洞形態に対応できない。
- スクリューバーは根管底まで確実に届かせ、**回転させたまま根管から抜く**（図 5-2c）。
  - ☞ スクリューバーは低速で、回転したまま上下させる。
- **インジェクションタイプは、支台歯を完全に覆うように十分注入する。**

> **POINT** 途中で絶対にスクリューバーの回転を止めない。根管が何根であっても、壁に沿わせてずっと回転し続ける。途中で抜くと、注入した印象材を全部引きだしてしまう。

図 5-1 窩洞や根管への付加型シリコーンラバーベース印象材の注入時に用いる器具。

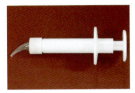

図 5-1a　Kerr の注入器。

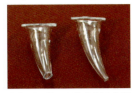

図 5-1b　Kerr の注入器の先端部。先端が細いことが大切である。

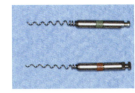

図 5-1c　スクリューバー。

図 5-2 付加型シリコーンラバーベース印象材による印象法の実際。

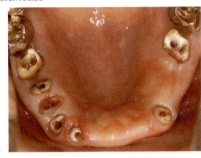

図 5-2a　根管形成された築造窩洞。

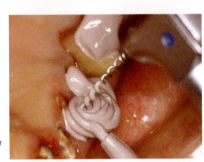

図 5-2b　根管内への印象材の注入。Kerr の注入器とスクリューバーを使用する。

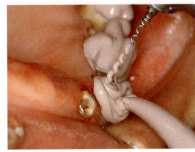

図 5-2c　スクリューバーは回転させたまま根管から抜く。回転を止めて抜くと印象材を引き出してしまう。

- パテの支台歯、残存歯部分をへこませ、インジェクションタイプを十分に盛る。
  ☞ 練り手のタイミングが成功の秘訣である。
- **パテタイプの圧接スピードが速いと、インジェクションタイプと窩洞外壁のあいだに段差ができる**（図5-3〜5-5）。
  ☞ 二重同時印象法（ダブルミックス印象法）では、インジェクションタイプが歯質から離れないように、ゆっくりパテタイプを圧接する。

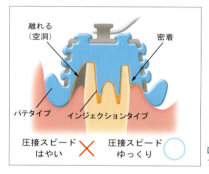

図5-3　圧接スピードが速いと、インジェクションタイプと窩洞外壁のあいだに空洞ができる。

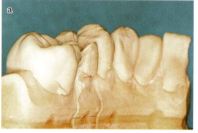
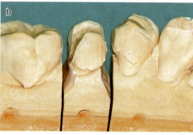

図5-4a、b　パテタイプの圧接スピードが速く、インジェクションタイプとのあいだに段差ができてしまった模型。流動性の違いにより、パテタイプの印象材が外に引っ張られてしまっている。

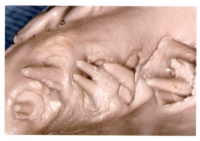

図5-5a　採得された根管の印象。

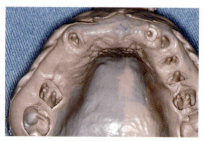

図5-5b　築造窩洞の印象。

2．付加型シリコーンラバーベース印象材による2回法

- 一次印象時に、パテタイプと歯質とのあいだにインジェクションタイプのためのスペースを与える。
- インジェクションタイプにより、二次印象を採得する際には**パテタイプを完全に硬化させる。**
- ウォッシュするインジェクションタイプは、**パテタイプの上に十分に盛る。**

3 寒天・アルジネート連合印象法

- 寒天印象材は支台歯を完全に覆うまで注入する。
- 根管の平行性が不良なときは、寒天・アルジネート連合印象法は好ましくない。
  - ☞寒天・アルジネート印象材は、アンダーカットがあるとちぎれてしまう。その対策としてラジアルピンを用いる方法があるが、印象は採得できても、印象撤去時にラジアルピンが変形してしまう恐れがある。

4 印象の撤去

- 根管方向に一気に撤去する。

5 歯肉圧排

- 歯肉縁下に築造窩洞辺縁がある場合には歯肉圧排を行う。
  - ☞歯肉圧排はかなりの痛みをともなう処置であるため、浸潤麻酔は患者の苦痛を軽減するために必要である。
- 電気メスによる歯肉切除（圧排）は金属に触れないように注意する。

> **POINT** 電気メスは高周波であるため、**ペースメーカー装着者には禁忌**である。
> **メタルクラウンの周囲歯肉を電気メスにより切除する際には注意する。**メスがクラウンに触れると電流がクラウンに流れ、辺縁歯肉が火傷する。

SHIOZAWA'S ADVICE

印象は最後まで残しておくこと！ 患者さんの口腔内に補綴物がセットされるまでは、どんな場合でも印象は絶対に捨ててはならない。印象を残しておけば、ワックスパターンのポスト部の長さを確認することができる。

付 付加型シリコーンラバーベース印象材を使用して、咬合印象法で築造窩洞を印象する方法

利点
1. 既製トレーを使用する必要がない。
2. 印象採得と咬合採得を同時に行うことができる。
3. 支台歯部分が対合歯と距離（厚さ）がある築造窩洞で応用できる。

欠点
1. 付加型シリコーンラバーベース印象材以外を使用することができない。
2. 模型の作製が面倒である。

図 5-6　付加型シリコーンラバーベース印象材と咬合印象法による築造窩洞の印象採得。

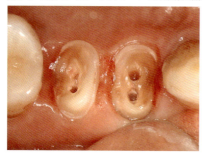

図 5-6a　築造窩洞。

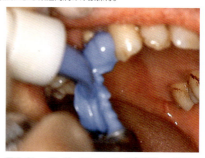

図 5-6b　インジェクションタイプの注入。ポスト部にはスクリューバーで注入する。

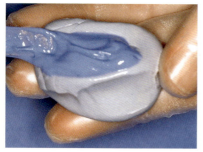

図 5-6c　パテタイプのブロックにインジェクションタイプを添加。

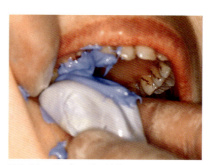

図 5-6d　パテブロックの咬合。

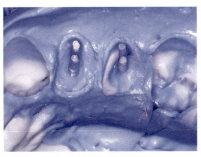

図 5-6e　採得された築造窩洞の印象面。

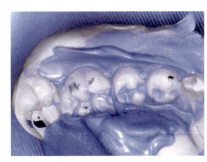

図 5-6f　採得された対合面の印象。

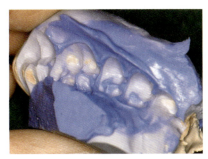

図 5-6g　石膏の注入。築造窩洞面に注入した石膏が印象の穿孔部から対合歯咬合面に流出している。築造窩洞面の石膏硬化後、対合面に石膏を注入する。

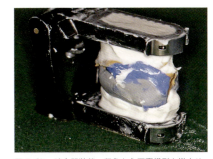

図 5-6h　咬合器装着。印象から石膏模型を撤去せずに、そのまま咬合器装着する。

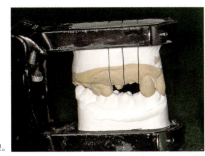

図 5-6i　咬合器装着された模型。

CHAPTER 06
築造窩洞模型の製作

INSTRUMENTS
- □ 小筆
- □ 探針
- □ つま楊枝
- □ 糸鋸
- □ 技工用カーバイドバー
- □ ラウンドバー

築造窩洞は窩洞形態が複雑であり、石膏注入時に気泡が入りやすいので、模型に気泡を入れないことがポイントである。また、歯頸側辺縁のトリミングを正確に行うことも重要である。

1 石膏の注入

- 築造窩洞の印象は、形態が複雑なことが多いため、石膏に気泡が入りやすい。
- **探針やつま楊枝など先の細い器具**で、石膏を誘導しながら少量ずつ注入する（図6-1）。
- 付加型シリーコンラバーベース印象材は、硬化時に水素ガスを発生する。そのため、最低1～2時間放置後に石膏を注入する（図6-2）。

POINT 石膏の混水比は必ず守ること。寒天・アルジネート連合印象では、注入する石膏の流動性が悪いと石膏の自重で変形することがある。

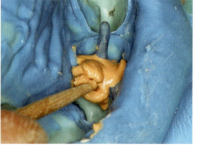

図6-1 築造窩洞印象への石膏の注入。つま楊枝を使用して少量ずつ石膏を誘導しながら注入する。

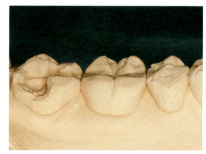

図6-2 表面に気泡が発生した模型。付加型シリコーンラバーベース印象材で印象採得した場合は、1～2時間放置後、石膏を注入する。

2 辺縁のトリミング

- 窩洞の歯肉に接する辺縁はトリミングして、限界を明瞭にする（図6-3）。
  - ☞ 模型の辺縁部をオーバートリミングすると歯質にショルダーができる。逆にアンダートリミングの場合は築造体がオーバーハングとなり、歯周組織に悪影響を及ぼす。
- 隣接面のトリミングを要するときは分割模型とする。
  - ☞ 隣在歯との接触がない補綴物（築造体など）を製作する際には、ダイロック型トレーを使用しても問題ない（図6-4）。

POINT インレー、クラウンなどコンタクトポイントのある補綴物を作製する際には、ダイロック型トレーは絶対に使用しない。ダウエルピン応用分割可撤模型を使用する。

図6-3 辺縁のトリミングの実際。

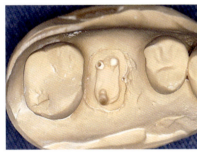

図6-3a 作製された築造窩洞の模型。辺縁の限界を明確にする必要がある。

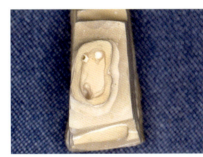

図6-3b 辺縁をトリミングした模型。

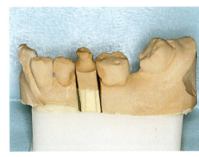

図6-4 ダイロック型トレーを使用した築造窩洞模型。築造窩洞模型の場合は、ダイロック型トレーも使用可能である。

CHAPTER 07
築造体のワックスアップ・埋没

INSTRUMENTS
- □ ピンワックス
- □ スチロール棒
- □ インレーワックス

築造体のワックスアップは、支台歯形成をイメージするうえで大変重要である。これがうまくできれば支台歯形成をスムーズに行うことができる。

1 根管のワックスパターン

- ピンワックスを使用するときにはワックスを十分に焼き込む。
  - ☞ 十分に焼き込まないと、根管部が短いパターンになる。また、気泡があるため、パターンを抜いたときに折れてしまう（図7-1）。
- スチロール棒を使用するときには、スチロールを根管の形態に合わせて削合し、レジン液を塗布して数本の綿花を巻きつけ、その上にワックスを塗布する。
- 印象は築造体が完成するまで保存する。
- 印象のポスト部分とワックスパターンとの長さを比較する（図7-2）。
- スチロール棒や綿花を使用したときは、メーカー指示通りに急速加熱型石膏系埋没材を使用しない（従来型クリストバライト埋没材と同様、400℃で45分以上かけてワックス、スチロール棒などを消却後、700℃で15分加熱する）。

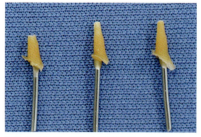

図7-1　ピンワックスによる根管のワックスパターン。
左：先端まで焼き込まれていない。
中：焼き込み温度不十分で気泡がある。
右：十分に焼き込まれたワックスパターン。

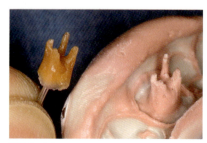

図7-2　印象の根管部分とワックスパターンとの長さの比較。

2 コア部のワックスパターン

- CHAPTER 10　支台歯形成の項も参照のこと。
- 咬合面形態は**最終補綴物の形態**を頭に入れて行う（咬合面の曲面形成、軸面テーパー、二面形成など）。
  - ☞ 平坦型の欠点：クラウンの咬合面の厚さが不均一になり、クラウンの適合性に影響を与える（図 7-3a）。
  - ☞ 逆屋根型の欠点：クラウンの頬舌的裂溝（食物流出溝）部が薄くなる（図 7-3b）。
  - ☞ コア部のワックスアップの形態は、対合歯との距離で決定される。
- マージン部のオーバーハングに注意する（次ページ図 7-4）。

図 7-3　平坦型と逆屋根型の咬合面形態。

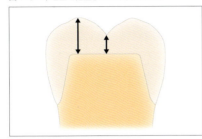

図 7-3a　平坦型咬合面形態。クラウンの咬合面の厚さが不均一になる。

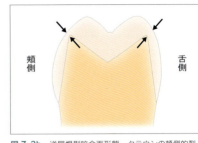

図 7-3b　逆屋根型咬合面形態。クラウンの頬側的裂溝（食物流出溝）部が薄くなる。

図 7-4 完成したワックスアップと鋳造体。

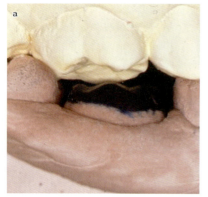 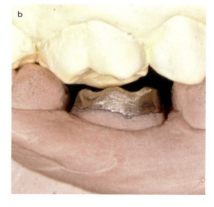

図 7-4a、b 対合関係。

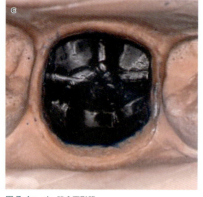 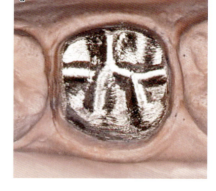

図 7-4c、d 咬合面形態。

| 3 | スプルーの植立 |

- **スプルーは、根管方向と一致させて植立**する。
  - ☞スプルーは、コア部の中央で着脱方向にまっすぐ植立する。
- 築造体の質量が大きいときは**スプルー植立部に『チル』（凝固促進用ベント）を付与**する（図 7-5）。
  - ☞チルを付与することで『鋳巣』を防止できる。

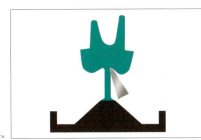

図 7-5　チルの付与。

| 4 | 埋没 |

- ワックスパターンクリーナーの使用は最小限にとどめる。
  - ☞塗りすぎると埋没材の混水比が変化し、鋳造面が粗れてしまう。
- 埋没材の水分が多い場合、鋳造体は小さくなる。
- 埋没材は真空練和する（30 秒以上）。
- 気泡を入れないように、筆で埋没材を細部に塗りつける。
- 鋳造リングをバイブレーターにかけない。
  - ☞バイブレーターにかけると、気泡がワックスパターンの表面に多量に付着する。
- 埋没のためのスプルーの長さは、鋳造リングの高さによって異なる。
  - ☞**ワックスパターンが鋳造リングの中央に位置するように植立**する（図 7-6）と、埋没材の弧状膨張の影響を受けず、精度のよい鋳造体を得ることができる。

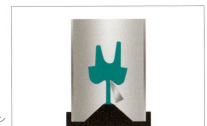

図 7-6　スプルーの植立。ワックスパターンが鋳造リングの中央に位置するように植立する。

CHAPTER 08
鋳造

INSTRUMENTS
☐ フラックス（溶剤）
☐ 割箸

鋳巣の少ない鋳造体を得るためには、金属溶解時にオーバーヒートしないように注意する。

1 埋没材の乾燥

表8-1 埋没材の膨張率

加熱開始時間	膨張率
30分	1.2%
60分	1.6%
120分	1.7%

- 急速加熱型埋没材を使用するときは、**必ず埋没してから30分後に700℃の炉内に鋳造リングを入れる。**
  - ☞ 急速加熱型埋没材は、加熱により硬化膨張が停止する。表8-1に示すように、埋没材は、埋没後、時間経過とともに膨張の程度が変わる。それによって浮き上がり度が変化し、精度が変わってくるため、時間（**最大2時間半**）を厳守して埋没し、鋳造する。これは変形のない鋳造体を作るために重要である。
- スチロール棒やパターンレジン使用時には急速加熱型埋没材は使用しない。
  - ☞ パターンレジンは700℃の炉内に入れると爆発する。

2 ルツボ内の清掃

- 鋳造時には、鋳造リングのルツボ部を下にして、埋没材のカスなどルツボ内の汚れを十分に落とす。
  - ☞ 埋没材のカスが鋳型内に落ち込むと、欠陥になり、クラウンでは鋸歯状マージンの原因となる。

3 ブローパイプの炎の調節

- 還元炎を用いると金属の溶解は速いが、オーバーヒートしやすい。
  - ☞ 金銀パラジウム合金を還元炎で溶解し、オーバーヒートさせてしまうと、大量の水素ガスを吸着し、面粗れの原因となる。
  - ☞ 最初はパイプの先端の還元炎で溶解し、その後ブローパイプを少し離して溶解すると、きれいな鋳造体が得られる。

4　金属の溶解

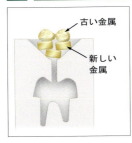

図 8-1　新しい金属の上に古い金属を置く。

- **新しい金属の上に古い金属を置き、溶解する**（図 8-1）。
  - ☞ 逆は禁忌。古い金属は溶けずに新しい金属が古い金属の表面でまわってしまう。別ルツボ、共ルツボともに同じ。
- 割箸などで金属をつつき、新旧金属が融合していることを確認する。
  - ☞ 割箸でひとつつき程度。つつきすぎると金属の温度が下がる。

5　フラックスの投与

- **フラックスは最初に入れない。**
  - ☞ フラックスはメタルが溶解したところで、最後にひとつまみ入れるとよい鋳造ができる。大量に入れるとメタルの温度が下がってしまう。
  - ☞ フラックス投与時も、ブローパイプの炎をメタルから離さない。

POINT　鋳造リングの温度が下がってもメタルが完全に溶解し、鋳造圧が保たれていれば鋳造は問題ない。あわてずに行うこと。

6　酸処理

- 白金加金、20K 金合金、14K 金合金の場合は、稀塩酸、ニアシッドを用いる。
- 金銀パラジウム合金の場合は、稀硫酸、パラクリーンを用いる。
  - ☞ 酸処理の前に、埋没材をスチームクリーナーできれいに落とす。
  - ☞ サンドブラストは上手にかけないと適合精度に影響を及ぼす。
  - ☞ サンドブラストを使用する際はマージンをワックスで被覆する。

SHIOZAWA'S ADVICE

- 鋳造後は、温度が下がるまで放置する。すぐに水中に投入してはならない。放置することで時効硬化が期待できる。
- 鋳造物を模型に試適する際は、入るところまで模型に入れて、軽く押す。鋳造体についた石膏を見逃さない。無理に模型に入れても口腔内では絶対には入らない。

CHAPTER 09
築造体の調整・合着

INSTRUMENTS
- ☐ ラウンドバー
- ☐ カーボランダムポイント
- ☐ フィットチェッカー
- ☐ 合着用セメント

築造体の調整・合着時は、以下の3点に注意して行うことが大切である。
- ・軸面を直線的に修正する。
- ・セメントはどのような場合でもたっぷり入れる（内部に空隙ができず、しっかりと合着できる）。
- ・割箸など硬いものは絶対に咬ませない（とくに上顎前歯部では禁忌）。

1 試適時のチェックポイント

- 内面の小突起。
- 内面の適合。
  - ☞ 適合の不良な築造体を無理に試適すると、残存歯質が破折することがある。
- 築造体と歯質との間隙（セメントライン）。
- 対合歯とのスペース（クリアランス）。
  - ☞ 口腔内でのクリアランス除去はかなりの労力が必要となる。模型上で十分にチェックし削除する。
- 歯質との移行（オーバーハング）。
  - ☞ 歯肉縁下にオーバーハングがあると不良補綴物になってしまう。**オーバーハングを支台歯の再形成で調整することは難しい**（図9-1）ため、合着前に適合を十分にチェックする。

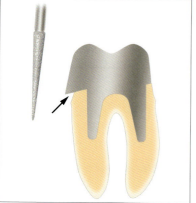

図9-1　オーバーハングを支台歯の再形成で調整することは難しい。

2 築造体の修正・研磨

- カーボランダムポイントで十分可能である。
- 軸面を直線的に修正する（図9-2）。
  - ☞ 直線的に修正できれば、軸面にアンダーカットがないため、口腔内での形成は容易である。
  - ☞ **鋳造体に光をあて、光が1本の線になっていればアンダーカットはない。**

図9-2 築造体の修正。

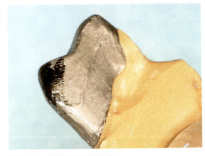

図9-2a 鋳造直後の築造体。

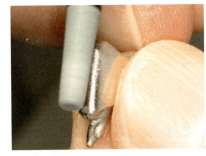

図9-2b 形態修正。

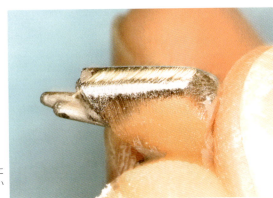

図9-2c 修正した築造体。鋳造体に光をあて、光が1本の線になっていればアンダーカットはない。

3 セメント合着

- 使用する合着時のセメントは歯冠部歯質の残存量によって異なる。
  - ☞ フェルールのある場合、ない場合（ポストクラウン状態）で、選択するセメントは異なる。前者はどれを選択しても問題ないが、後者はより接着力のあるセメントを選択する。
- 保持根管内には、スクリューバー（レンツロとは異なる）を使用して、セメントを注入する。
  - ☞ 嫌気的雰囲気で硬化するセメント（パナビアなど）で合着するときは、根管内にセメントを注入してはいけない。
  - ☞ セメントはどのような場合でもたっぷり入れる。たっぷり入れることで、内部に空隙ができず、しっかりと合着できる。
- 根管の方向へ手指で十分に圧接し、セメントが硬化するまで開口させておく。
  - ☞ 根管方向へ荷重をかけるのが原則。閉口させるとセメントが唾液と接触し、セメントの物性が劣化する。
- 割箸など硬いものは絶対に咬ませない（とくに上顎前歯部では禁忌）。
  - ☞ 咬合させると荷重側辺縁に間隙が生じる（図9-3）。
  - ☞ セメントは荷重をかければかけるほど薄くなるが、30kg重以上の荷重を加えてもセメントの厚さはあまり変化しない。
- 槌打は絶対にしない。

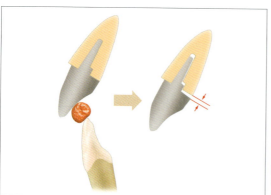

図9-3　前歯部築造体の合着。割箸など硬いものを咬ませると、上顎前歯部では口蓋側辺縁に間隙が生じる。

| 4 | セメントの除去 |

- セメントの除去はセメントが完全に硬化してから行う。
  - ☞ スーパーボンドは完全硬化前に除去すると、セメントを引っ張り出してしまうので注意。
  - ☞ ただし、完全硬化すると除去しにくいセメントもあるため、注意すること。

| 5 | 支台歯形態の修正 |

- 歯質との移行が不良な部位や辺縁部の再形成は、セメントの完全硬化後に行う。

SHIOZAWA'S ADVICE　セメント除去のタイミング

　リン酸亜鉛セメントは、レジン系セメントよりも接着力は劣っているが、完全硬化後でもセメントを容易に除去することができる。一方レジン系セメントは、接着力は強いが、完全硬化すると除去できなくなってしまう。そのため、現実的には硬化寸前で除去することになるが、それによる接着力への影響は免れず、レジン系セメントでは除去のタイミングは難しい。
　接着力も大切ではあるが、築造体を保持できる築造窩洞形成を行い、接着のみに依存しない合着を目指すべきである。

CHAPTER 10-1
支台歯形成①

1 手指の固定

- タービンやハンドピースは**3本の指**でしっかり把持する（図10-1-1）。
- 可能なかぎり、形成する支台歯と**同一歯列内**にフィンガーレストを求める。
  ☞ フィンガーレストが支台歯に近すぎると、バーが傾斜してしまうので、軸面を歯冠軸と平行に形成することができない（図10-1-2）。
- 同一歯列内にレストが求められない場合は、タービンを握っていない**反対側の手でタービンヘッドを支える**（図10-1-3）。

2 切削器具の検査

- タービンのぶれの有無を確認する。
- 切削用バー、ポイント類をチェックする。
- タービンの回転音にも注意する。
  ☞ バーがぶれているときの音を知ること。

3 切削時の発熱に対する注意点

- 注水、回転スピードなどを配慮する。
- フェザータッチで削除する。

図 10-1-1　ハンドピースの把持。

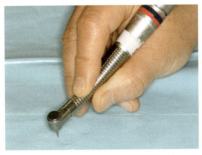

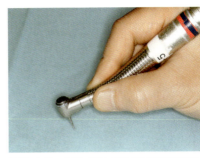

図 10-1-1a　ハンドピースは3本の指で把持する。

図 10-1-1b　親指と人差し指だけでは不安定である。

図 10-1-2　フィンガーレストと形成する支台歯の位置関係。

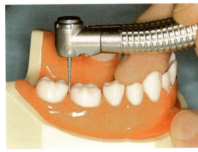

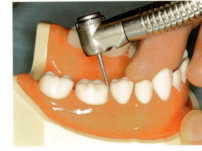

図 10-1-2a　形成する支台歯とレストが離れていれば、歯冠軸と平行に形成できる。

図 10-1-2b　形成する支台歯とレストが近いと、歯冠軸に対する傾斜が大きくなる。

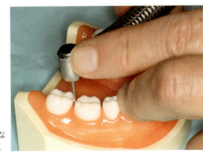

図 10-1-3　タービンを握っていない手によるタービンヘッドの支持。

CHAPTER 10-2
支台歯形成②

INSTRUMENTS
☐ タービン用ダイヤモンドポイント
☐ エンジン用カーボランダムポイント

支台歯形成は歯科医師の「命」。すべては支台歯形成の出来にかかっている。
接着に頼らなくても維持力のある形成を目指そう。

1 支台歯形成時のポジショニング

- 形成部位ができるだけ直視できる位置で形成する。
- 患者の**下顎左側臼歯部舌側を形成するときは、水平位で12時の方向からの形成は困難**である。
  ☞ 右利きの場合、手が交叉してしまう。

2 支台歯形成の順序

① **隣接面のセパレート**
② **軸面形成**
③ **咬合面形成（二面形成）**

3 隣接面のセパレート

- 隣接面のセパレートを最初に行い、支台歯を歯列から独立させると、軸面や咬合面の形成時に隣在歯を傷つけるおそれがない。

POINT 安全で確実なセパレートの方法（図 10-2-1）
① 最終的なマージンの位置（歯肉縁下 0.7mm）をイメージし、**隣在歯から少し離れたところに槍状の細いダイヤモンドポイントを入れる。歯質を薄く一層残して**セパレートする（図 10-2-1a、b）。
② ポイントを**咬合面側に抜くような（かき上げる）要領**で形成を行う。ポイントが回転によって横にふられないように、強く速いストロークで咬合面側にかき上げる（図 10-2-1c）。
③ 支台歯隣接面の歯質を**薄く一層残す**（図 10-2-1b）。
④ セパレートは必ず**頬側、すなわち見えるところから行う**（図 10-2-1b）。
⑤ **頬側から途中まで行い、残った部分を舌側から行ってはいけない（必ず一方向から行う）**（図 10-2-1b）。

図 10-2-1　隣接面のセパレート。

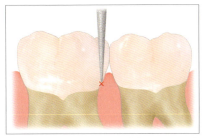 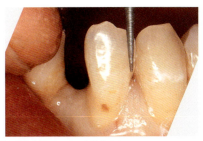

図 10-2-1a　マージンの位置を考慮し、コンタクトから少し離れた部位にバーを設定する。

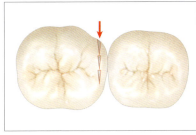

図 10-2-1b　歯質を薄く一層残す。一方向から行う。

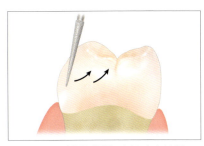 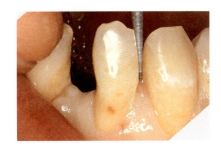

図 10-2-1c　咬合面（切縁）方向にかき上げる。

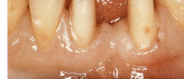

図 10-2-1d　形成が完了した支台歯。

4 軸面形成

- 歯軸（植立方向）を意識して形成する。
  - ☞ 咬合平面に対してではなく、歯軸に対してテーパーをつける。
- **上顎の頬側、下顎の舌側のテーパーが大きくなりやすい**（図10-2-2a）。
  - ☞ 初心者は咬合平面を基準にして形成することが多いので、上顎の頬側、下顎の舌側の削除量が多くなる。
- 軸面はうねりがないように、滑らかに形成する（図10-2-2b）。
  - ☞ 空中で円を描くように（フェザータッチ）、**突出部分だけを切削する**。
  - ☞ 常に歯面に接しているとバーが歯質に食い込み、表面の凹凸が大きくなる（図12-2-2c）。
  - ☞ **歯質を切削したいときにはタービンが進みたい方向に逆らって（反時計回り）形成し、形成面を滑らかにしたいときには進行方向（時計回り）に撫でるように形成する**（図12-2-2d）。
  - ☞ メタルがある場合はメタル側から削る。歯質側から削ると、歯質とメタルの境界に段差が生じる。
  - ☞ **隅角はバーの進行方向に形成する**。
- タービンヘッドをこね回さない。
- 支台歯の咬合面から見た場合、歯頸部側辺縁と支台歯咬合面の形態は相似形となる。

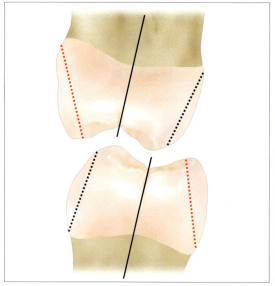

図10-2-2a　上顎の頬側、下顎の舌側のテーパーが大きくなりやすい。

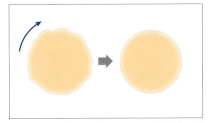

図 10-2-2b 軸面はうねりのない、滑らかな形成とする。

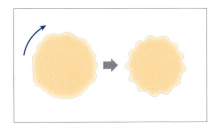

図 10-2-2c 常に歯面に接して切削すると、バーが歯質に食い込み、表面の凹凸が大きくなる。

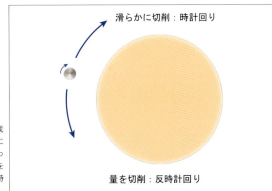

図 10-2-2d バーの進行方向と形成量の関係。歯質を切削したいときにはタービンが進みたい方向に逆らって（反時計回り）形成し、形成面を滑らかにしたいときには進行方向（時計回り）に撫でるように形成する。

5 咬合面形成

- 最終補綴物の形態を頭にいれて形成する。
  ☞ ひと皮むいた形とする。
- 臼歯部の咬合面は **1つの咬頭を4つの斜面** で形成するとよい（55〜57ページPOINT参照）。
  ☞ 内斜面は1面とすることもあり、3斜面形成でもよい。
- 咬合面の **遠心舌側部分の削除量が不足しやすい**。
  ☞ 直視できないことが原因。ワックスなどで厚さを確認する。

6 辺縁形態

- 辺縁の位置は歯肉縁下 0.5 ～ 0.8mm とする。
- 形成辺縁が**滑らかな連続した曲線**になること。
  - ☞ 103R や K2 などの太いポイントでは絶対に削らない。フェザータッチで行う。
- 各タイプの辺縁形成時の注意点は図 10-2-3 のとおり。
- 歯肉縁下形成時は、歯肉を傷つけないこと（103R や K2 などの太いポイントを使用しない）。

図 10-2-3　辺縁形態タイプ別形成時の注意点。

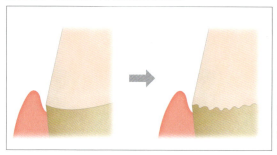

図 10-2-3a　ショルダーレスタイプ辺縁：支台歯を切り込んでしまい**鋸歯状マージンになりやすい**。ダイヤモンドの槍状のポイントを使用する。

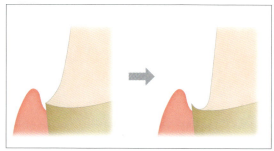

図 10-2-3b　シャンファータイプ辺縁：形成面と非形成面の限界が明瞭である。軸面のアンダーカット、マージンの滑らかさに注意する。Rのついたポイントを使用するが、太いので**歯肉を傷つけないよう注意**する。ひと筆で削る。遊離歯質の残存に注意する。

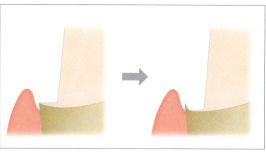

図 10-2-3c　ショルダータイプ辺縁：削除量、辺縁の削り残しに注意。シリンダー状のポイントを用い、0.7mmのショルダーバーでまず削る。次に少し深めにバーを入れる。こうすることで歯肉も傷つけにくく、鋸歯状にもなりにくい。ただし、**細いバーで広いショルダーをつけようとすると、唇側を削り残す**ことがある。

- メタルボンドクラウンの場合、シャンファータイプの唇側辺縁形態は好ましくない（図 10-2-4）。ポーセレン焼成時の収縮で辺縁が不適合になる。
- メタルボンドクラウンの場合、唇側へのベベル付与は好ましくない（図 10-2-5）。

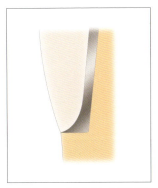

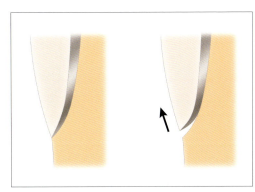

図 10-2-4a　メタルボンドクラウンの場合の望ましい辺縁形態（ショルダータイプ辺縁）。

図 10-2-4b　ポーセレンの焼成時の収縮によってマージンの不適合が生じるので、メタルボンドクラウンの場合は唇側でのシャンファーは好ましくない。

図 10-2-5　唇側辺縁のメタル幅が厚いと歯頸部歯肉が黒色になる。

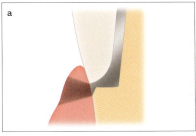

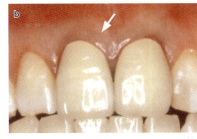

図 10-2-5a、b　メタルが透けて歯肉が黒く見えるため、メタルボンドクラウンの場合は唇側へのベベル付与は好ましくない。

- 前歯部の舌側はシャンファーとする（図10-2-6）。日本人の前歯部は唇舌的に菲薄であるため、舌側歯頸部をシャンファー形態にしないと抵抗形態が不足する。
- ショルダーからシャンファーへの移行部は、ショルダーレスで形成する（図10-2-7）。
  ☞形成はシャンファーからショルダー側へ行う。

図10-2-6 前歯部舌側形態。

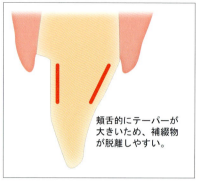

図10-2-6a 舌側歯頸部にシャンファー形態を付与しないと、抵抗形態が不足する。

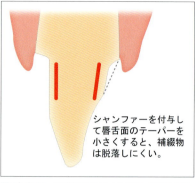

図10-2-6b 前歯部舌側はシャンファー形態とする。

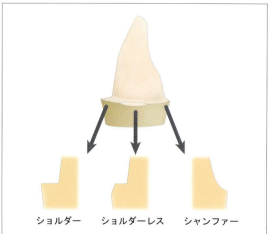

図10-2-7 ショルダー辺縁とシャンファー辺縁の移行部。移行部をショルダーレスにすることで辺縁は連続する。

POINT 支台歯形成のイメージ。

上顎切歯部
5面 / 6面 / 3面

上顎犬歯部
6面 / 6面 / 5面

上顎小臼歯部
4面 / 6面 / 8面

上顎大臼歯部
6面 / 6面 / 16面

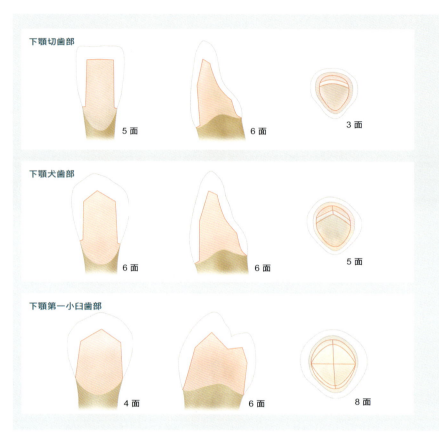

下顎切歯部　5面／6面／3面

下顎犬歯部　6面／6面／5面

下顎第一小臼歯部　4面／6面／8面

7　仕上げ

- 鋭角の部位にもう一面付与して**鈍角**にする（図10-2-8）。
  - ☞鋭角だと模型が折れる。
  - ☞鋳造体内面の鋭角部に気泡による突起ができると、部位の確定が困難で不適合の原因となる。

8　研磨

- 研磨は形成面の粗さを取る程度にとどめ、**丸くしない**。
- **エンジン用**カーボランダムポイント・ホワイトポイントなどを使用する。
- タービン用ポイントによる研磨は手指の固定が上手になってから使用する。

下顎第二小臼歯部

4面　　6面　　12面

下顎第一大臼歯部

8面　　6面　　20面

下顎第二大臼歯部

6面　　6面　　16面

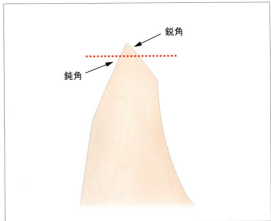

図 10-2-8　形成後に鋭角となる部位は、もう一面付与して鈍角とする。

9　支台歯形成のチェックポイント

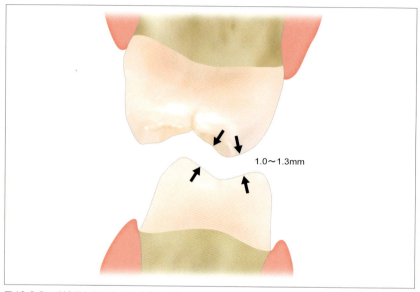

図 10-2-9a　対合歯とのスペース：1.0 〜 1.3mm。

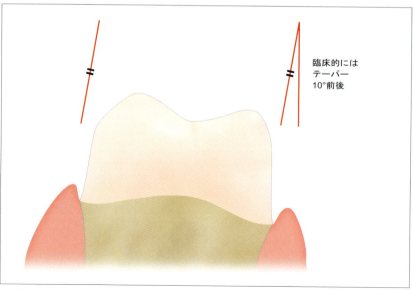

図 10-2-9b　軸面テーパー：理想的には 2 〜 5°（臨床的には 10°前後）。

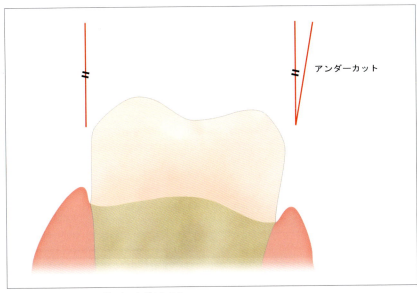

図 10-2-9c　軸面のアンダーカットがないこと。

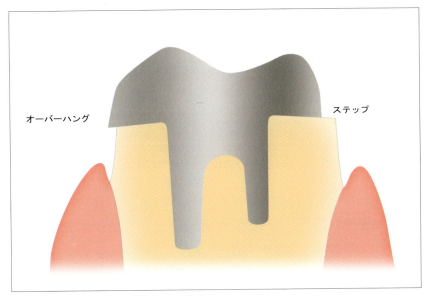

図 10-2-9d　築造体と歯質との移行はスムーズか？

10 多数支台歯の診査

- ブリッジや多数歯の連結を行う場合には、各支台歯の平行性に注意する（図10-2-10）。
  - ①両支台歯の欠損側軸壁同士にアンダーカットがないこと。
  - ②近心支台歯の頬側軸壁と遠心支台歯の舌側軸壁同士にアンダーカットがないこと。
  - ③近心支台歯の舌側軸面と遠心支台歯の頬側軸面同士にアンダーカットがないこと。
- 支台歯後方に残存歯がある場合は、その歯が近心傾斜していることによって、**ブリッジのコンタクト近遠心幅径よりも辺縁部幅径が長くなることがある**（図10-2-11）。それではブリッジを装着することができないので、隣在歯をインレーにすることがある。
- 有髄歯と無髄歯が支台歯となる場合は、有髄歯の植立方向を優先する。
- 歯髄腔の大きい歯のテーパーを優先する。

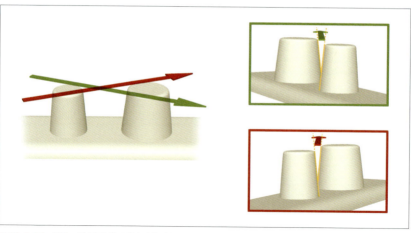

図10-2-10 ブリッジの平行性の診査方法（頬舌的なアンダーカットの診査方法）。一方の支台歯の頬側面と、もう一方の支台歯の舌側面のなす角が上開きであれば、ブリッジは装着できる。

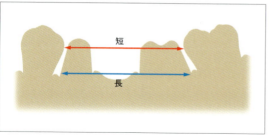

図10-2-11 ブリッジのコンタクト近遠心幅径よりも辺縁部幅径が長い症例。

| 11 | 有髄支台歯形成の注意点 |

- 歯軸の方向とテーパーの大きさを考慮する。

| 12 | 補助保持形態の付与 |

- 補助保持形態には、保持孔・中心孔、隣接面溝・舌側溝、ピンがある。
- 保持孔・中心孔は主として無髄歯に使用する（図10-2-12）。
- 隣接面溝・舌側溝は有髄歯、無髄歯ともに使用できる。特に前歯部支台歯に使用することが多い（次ページ図10-2-13）。
- ピンは深さが浅くても十分な保持力を発揮する（次ページ図10-2-14）。

図 10-2-12 保持孔と中心孔。

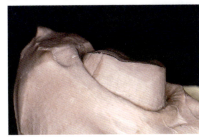

図10-2-12a 近心の軸壁と遠心軸壁の高さの差が大きいときは、補助保持形態を付与する。

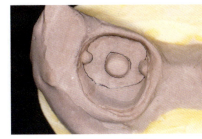

図10-2-12b 中心孔と近遠心溝の併用。

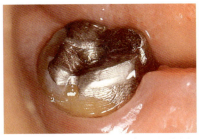

図10-2-12c 保持力が不足したブリッジの支台歯に付与した保持孔。

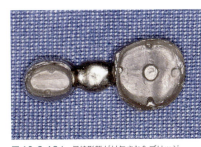

図10-2-12d 保持形態が付与されたブリッジ。

図 10-2-13　隣接面溝。

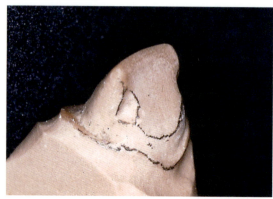

図 10-2-13a　舌側の軸壁の高さが不足しているため、隣接面溝を付与した支台歯。

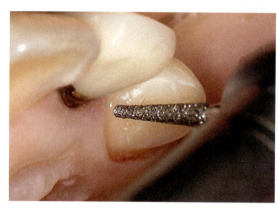

図 10-2-13b　隣接面溝の形成の実際。

図 10-2-14 ピン。

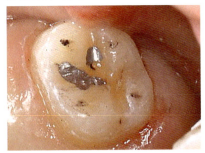

図 10-2-14a　ピンホール付与位置のマーキング。

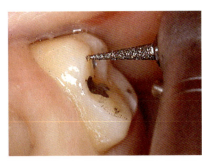

図 10-2-14b　タービン用槍状ダイヤモンドポイントによる起始点の付与。

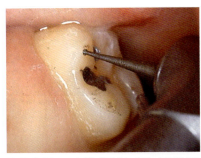

図 10-2-14c　エンジン用ラウンドバーにて深さを形成。

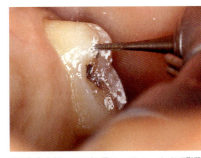

図 10-2-14d　エンジン用フィッシャーバーにて形態を修正。

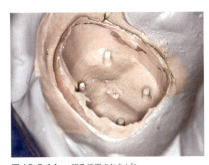

図 10-2-14e　印象採得されたピン。

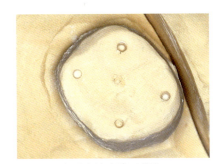

図 10-2-14f　形成されたピンの模型。

CHAPTER 11
個歯トレー（レジントレー）

INSTRUMENTS
- □ パラフィンワックス
- □ 即時重合レジン

支台歯形成がうまくなれば、どのような印象方法・材料を用いてもよい印象が採れる。逆によい印象が採れれば、支台歯形成の良否もわかる。その学習のためにも、個歯トレーで練習し、よい形成について理解を深める必要がある。

1 個歯トレー用の印象

- アルジネート印象材を用いて、支台歯の辺縁や歯肉縁下に印象材をすり込んで採得する。

2 個歯トレー（レジントレー）の作製

- 模型面に均一な厚さのスペーサー（パラフィンワックス）を付与するが、マージン部にはパラフィンワックスを付与してはいけない（図11-1）。
- マージンから1mm残してパラフィンワックスを付与する。
  - ☞ マージン部にパラフィンワックスを付与すると、試適時に歯肉にあたるトレーになってしまい、患者に苦痛を与える。
- トレーは**可能なかぎり厚く、強固に製作する**（図11-2）。
- トレーの形態はかぼちゃ型にする。
  - ☞ **頰舌的にふっくらさせる。近遠心的には隣接歯にぎりぎり触れるくらいの形**にする（図11-3、4）。
- **トレーの維持部は支台歯の歯軸に対して垂直につける**（図11-5）。
  - ☞ 方向が悪いと正しい方向（歯軸方向）に圧接できない。

POINT トレーの形態は、ふっくらさせて強度を持たせておかないと、圧接したときの力で割れてしまう。トレーの高さは隣在歯と同じくらいが望ましい。

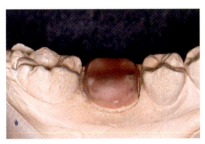

図 11-1 スペーサー(パラフィンワックス)の付与。マージンから 1mm の部分にはパラフィンワックスは付与しない。

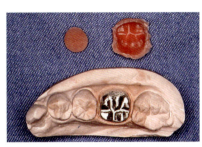

図 11-2 筆積みしたトレー部と維持部。トレーは厚く強固に作る。

図 11-3 個歯トレーの隣接面観。

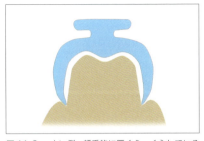

図 11-3a よい例。頬舌的に厚くふっくらしている(かぼちゃ型)。

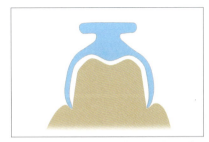

図 11-3b 悪い例。トレーが薄いと、内面の修正時に穴が開いてしまう。

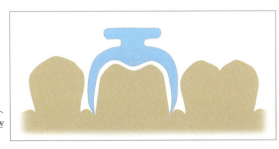

図 11-4 個歯トレーの頬側面観。トレーは近遠心的には隣在歯にぎりぎり触れるくらいにする。

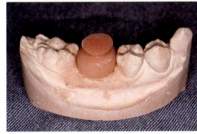

図 11-5 トレーの維持部は支台歯の歯軸に対して垂直につける。

CHAPTER 12-1
印象採得①
適切な印象採得を行うための着眼点

1 印象材とその特徴

表 12-1　各種印象材。

印象材	特徴
ポリサルファイド ラバーベース印象材	・個歯トレーが必要（アンダーカットがあると歪みがでやすいため）。
シリコーン ラバーベース印象材	・縮合型と付加型がある。 ・付加型は残留歪が小さく、寸法精度は高いが、ぬれが悪い。
寒天印象材	・ぬれに優れている。 ・単独での印象時には特殊なトレーや冷却装置を必要とする。 ・歯肉圧排を十分に行わないと、歯肉縁下に印象材を注入することが困難である。 ・弾性が劣るので、石膏注入時に印象が変形する恐れがある。
アルジネート 印象材	・操作が容易である。 ・細部再現性が劣る。 ・精密印象採得のためには寒天印象材との連合印象が必要である。 ・隣在歯のアンダーカットの影響を受ける。

2 支台歯のチェックポイント

- 形成面は歯肉縁下に入っているか？
- 形成面が連続した滑らかな曲線となっているか？
- アンダーカットはないか？
- 対合歯とのクリアランスは十分か？
- 支台歯の設定位置が歯質上にあるか？（ダブルマージンになっていないか？）

3 支台歯の清掃、歯列内のアンダーカットの処理

- 仮着材を完全に除去する。
- ポンティックの下などにはワックスやアルジネート印象材を填入しておく。

CHAPTER 12-2
印象採得②
個歯トレー法（レジントレー）による印象採得

INSTRUMENTS
- □ 既製トレー（全顎トレー、回転トレー）
- □ シリコーン印象材（レギュラーハード、レギュラータイプ）
- □ シリコーン接着剤
- □ 個歯トレー（レジントレー）
- □ 即時重合レジン
- □ 技工用カーバイドバー
- □ ラウンドバー（大）

個歯トレーは、適合のよいトレーを製作し、辺縁の修正を正しく行うことが大切である。印象材填入後、トレーを細かく回転させ、正しくおさまる位置を探して強く押すことで、必ずよい印象が採れる。

1 個歯トレーの適合
- 試適時に歯肉を圧迫していないかを確認する。
- 口腔内での調整を十分行う。

2 トレーの口腔内での調整

POINT レジンでマージンがきれいに再現されていないと、きれいな印象は採れない。

①トレー辺縁にレジン泥を盛る（図12-2-1a）。
②支台歯周囲にモノマーリッチのレジン泥を塗布する（図12-2-1b）。
 ☞ 塗布というよりも流す感覚で行う。
③支台歯にトレーをかぶせ、強く圧接する（図12-2-1c）。
 ☞ 瞬時に強く圧接する。
④辺縁の形態がレジンに完全に印記されるまで、この操作を繰り返す（図12-2-1d）。
 ☞ 初期硬化が始まる前に出し入れする。部分的に辺縁形態が印記されていない場合は、余剰部を削り、不足部分にレジンを盛り、指で強く圧接する。
 ☞ 再調整時は、内面を一層削除してから行わないとトレーの高さが高くなる。
 ☞ ワセリンは使わない。ワセリンを使用すると細部印記ができなくなってしまう。
⑤トレー外面の余剰部を削除する。
 ☞ マージンぎりぎりまで削る（図12-2-1e、f）。
 ☞ 接触面積の広い大きなポイントを使用する。

⑥ **トレー内面の辺縁部を調整**する。
　☞ 大きいラウンドバーを使用して、ショルダー部はショルダー幅の半分の厚さのレジン（半分残す理由は、正しい位置に戻すためのガイドを与えるため）を、シャンファー部やショルダーレス部は辺縁ギリギリまで削除する（図 12-2-1g、h）。
⑦ 調整が終了したトレーの内面は 0.3 〜 0.5mm 程度削除し、印象材のスペースを与え、トレーの着脱時に抵抗がないようにする（図 12-2-1i）。
⑧ レジントレーが正しく調整されているかどうか確認する。
　☞ 辺縁形態がショルダーの場合：**試適時にまったく抵抗なくはずれる**ようにする。
　☞ 辺縁形態がショルダーレスやシャンファーの場合：**試適時はスティッキーについて、撤去時はふわっと抵抗なくはずれる**ようにする。

図 12-2-1　トレーの口腔内での調整ステップ。

❶
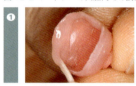
図 12-2-1a　トレーへのレジン泥の塗布。

❷
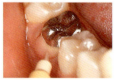
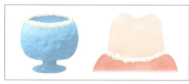
図 12-2-1b　支台歯周囲へのモノマーリッチのレジン泥の塗布。

❸
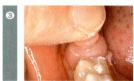
図 12-2-1c　トレーを強く圧接。

❹
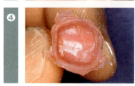
図 12-2-1d　辺縁が印記されたトレー。

❺
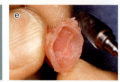
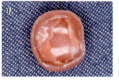
図 12-2-1e　トレー外面余剰部の削除。
図 12-2-1f　外面を削除したトレー。

❻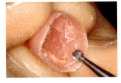

図 12-2-1g　トレー内面辺縁部の調整。

図 12-2-1h　辺縁形態とトレー辺縁の削除法のイメージ。

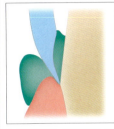

● ショルダーレス辺縁の場合。ナイフ状の辺縁とする。

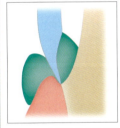

● シャンファー辺縁の場合。ナイフ状の辺縁とする。

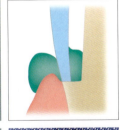

● ショルダー辺縁の場合。ショルダー幅の半分だけ削除する。

❼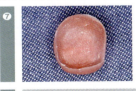

図 12-2-1i　トレーの内面は 0.3 〜 0.5mm 程度削除する。

❽ 正しく装着されているか最終チェック

3 接着剤の塗布

- シリコーンラバーベース印象材の接着剤は薄く一層塗布する。
- 個歯トレーの外側にも塗布する。

4 個歯トレー内への印象材の填入

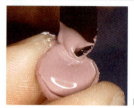

- 個歯トレー内に気泡が混入しないように、印象材を完全に満たす。
- 注入器を使用したり、トレーの1か所からたたき込むように印象材を填入する（図12-2-2）。
- 印象材中に気泡があると印象面が突出し、模型面が凹面になる。

図12-2-2　高さの一番低いところから行う。

5 隣接面への印象材の塗布

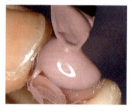

- 個歯トレー外側の隣接面にも印象材を塗布する（図12-2-3）。

図12-2-3　トレー外側隣接面への印象材塗布。

6 支台歯への個歯トレーの圧接

- 気泡を追い出すように支台歯に対してトレーをやや傾斜させて被覆し、トレーを手指で回転させながらもっとも収まる位置で圧接する。
- 圧接は力いっぱい行う。

7 歯列の印象

- 歯列トレーの印象は、個歯トレーによる支台歯の印象が硬化した後に行う。
  - ☞ 個歯トレー用の印象材と歯列トレー用の印象材を同時に練和しない。個歯トレー内の印象材が未硬化の時点で歯列トレーを圧接すると、個歯トレーが動いてしまう危険がある。
- 個歯トレー外側が唾液で濡れないように、十分に乾燥させてから、歯列トレー用の印象材を塗布する。
- 印象材の流動性が小さくなってからトレーを口腔内に挿入する。

8　歯列印象の選択

- **全顎印象**：多数歯補綴、最後方歯を含む補綴、側方運動時にガイドする歯を含む補綴。
- **部分印象**：少数歯補綴、中間補綴。

9　歯列トレーの保持

- **歯列トレーは印象材が初期硬化するまで保持**する。
- ☞ 14 ページトレーの保持方法参照。

10　印象材の撤去

- 硬化時間を厳守し、一気に撤去する。

11　印象面のチェック

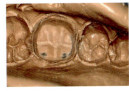

- 支台歯辺縁の印象が完全に採れているか？
- 支台歯の咬合面、歯頸側辺縁に気泡がないか？
- 支台歯や支台歯以外の歯列の印象および欠損部粘膜の印象は十分採れているか？

図 12-2-4　印象面のチェック。

12　印象の清掃

- 流水下で、印象に付着した**唾液や血液を完全に除去**する。

13　印象の保存

- **付加型シリコーンラバーベース印象材は採得後 2 時間以上経過してから石膏を注入**する。
- **最終補綴物が完成するまで印象は絶対に捨てず、保存**する。

14　採得された支台歯の模型

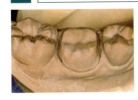

図 12-2-5　採得された支台歯の模型。

CHAPTER 13
咬合採得

INSTRUMENTS
- ☐ ワックス
- ☐ コンパウンド
- ☐ 弾性印象材
- ☐ 石膏

　咬合採得は口腔内の顎間関係を模型上に正しく再現するために行うものである。したがって、咬合採得の良否が口腔内での補綴物の咬合調整量を決定することになるので、クラウン製作の重要なポイントである。

POINT 咬合採得は咬頭嵌合位で咬合させないと意味をなさない。したがって、咬合時に抵抗がなく（流動性が高く）、硬化後に硬度が高いものが咬合採得材として望ましい（表13-1）。

表13-1　各種咬合採得材

咬合採得材		長所	短所
ワックス		操作が容易	変形しやすい
コンパウンド		硬化後の精度安定	軟化時の流動性が悪い
弾性印象材		硬化後の精度安定	補綴物が低くなる可能性がある
石膏		硬化後の精度安定	脆弱　補綴物が高くなる可能性がある

注）弾性印象材は、エグザバイト、コレクトプラスなどの付加型シリコーンラバーベース印象材。

1　咬合採得時の患者の体位

● アップライトの状態で咬合採得する。

2　咬合採得の実際

- 咬合採得時にもっとも大切なことは、補綴する部分の顎間関係を正確に採得することである。
- 正しい咬合採得が行われないと、高い補綴物ができたり、咬合しない補綴物ができたりする。

---

1) 残存歯により咬頭嵌合位が保たれている場合
　（1）中間補綴症例
　　　①全顎歯列模型で作製する場合 …………… A 参照
　　　②部分歯列模型で作製する場合 …………… B 参照
　（2）最後方歯が支台歯となる症例 ……………… C 参照
2) 残存歯により咬頭嵌合位が保たれていない場合
　　（咬頭嵌合位が不安定な場合）…………………… D 参照

A　残存歯により咬頭嵌合位が保たれている中間補綴症例　全顎歯列模型で作製する場合

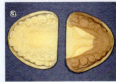
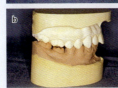

図 13-1a、b　全顎歯列模型。

- 咬合が緊密で、かつ安定している場合には、**咬合採得材を使用せず**、咬合状態を観察して、基準になる歯の咬合関係を記録する。
  - ☞ 流動性の悪い材料を咬合させると、顎位が偏位することがある。
- 咬合採得材を用いて咬合採得しても、**採得した材料は参考程度**とする。
  - ☞ 模型を咬合させたときに安定した状態であれば、咬合採得材を介在せずに上下顎模型を嵌合させる。咬合採得材を介すると、模型の顎間距離が口腔内よりも広くなり、高い補綴物ができることになる。
  - ☞ 全顎印象では、上顎模型の頬舌幅径は口腔内とほぼ同等だが、下顎は開口時に必ず歪み、頬舌幅径は実際より狭く採得される。そのため、上下顎の模型の嵌合部位は口腔内の咬合接触部位とはずれており（図13-2）、その結果、補綴物は高くできる（図13-3）。
  - ☞ **咬頭傾斜が急な場合は、高さの違いが大きくなることを頭に入れておく。**

（図13-2、13-3は次ページに掲載）

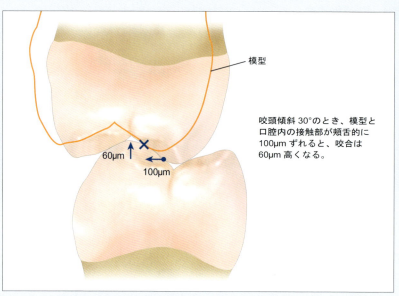

図13-2 上下顎の模型の嵌合部位と口腔内の咬合接触部位とのずれ。咬頭傾斜が急なほど模型の顎間距離は口腔内の関係より広くなる。

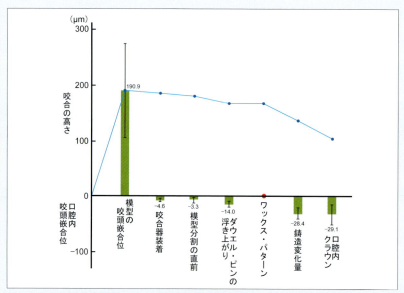

図13-3 クラウン製作過程各ステップにおける咬合の高さの変化（ヒストグラム）と変化傾向（折れ線グラフ）。咬合の高さの変化は模型の咬頭嵌合位までで200μm近くも高くなり、以後のステップでは減少傾向にあり、鋳造で約30μm低くなる。（松下）

B 残存歯により咬頭嵌合位が保たれている中間補綴症例
部分歯列模型で作製する場合

- 咬合採得材を介して上下顎模型を嵌合させる必要がある（図13-4）。
  - ☞部分歯列模型は頬舌的に変位しやすい。
- 弾性印象材による顎間関係の採得は、**支台歯とその前後2歯ぐらいの範囲を採得**する（図13-5）。
  - ☞広い範囲で顎間関係を採得し、それを使用して咬合器装着すると、模型の顎間関係は実際より広くなり、高い補綴物ができる。
- コア用石膏を使用する場合は、支台歯の部分だけを採得する（図13-6）。

図13-4 部分歯列模型による中間補綴。

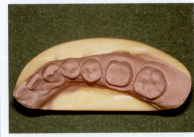

図13-4a 部分歯列模型。

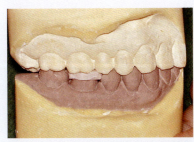

図13-4b 咬合採得材を介在させて咬合器装着する。

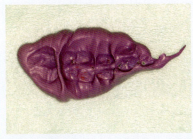

図13-5 弾性印象材による顎間記録は、支台歯の2歯前方まで採得する。

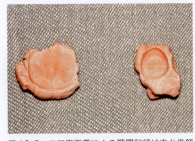

図13-6 コア用石膏による顎間記録は支台歯部のみ採得する。

C 残存歯により咬頭嵌合位が保たれていて、最後方歯が支台歯となる症例

- 最後方歯が支台歯となる症例では、全顎および部分歯列模型のどちらであっても硬化後変形しにくい材料（コア用弾性印象材、コア用石膏、パターンレジンなど）で咬合採得し、その材料を介して模型を嵌合させる（図13-7、13-8）。
- ワックスを使用すると、上下顎模型を装着する際に加える力でワックスが薄くなり、**咬合しない補綴物**ができる（図13-9）。

図13-7　最後方歯が支台歯となる症例。

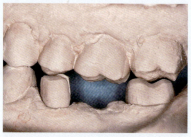

図13-7a　⑤⑥⑦ブリッジ症例。最後方歯である⑦は対合歯と咬合していないため、咬合採得材を介在させないと上下顎模型の顎間関係は不安定になる。

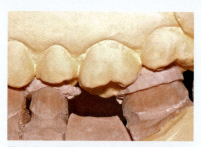

図13-7b　石膏による咬合採得と模型の嵌合。

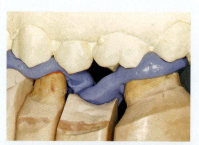

図13-8　弾性印象材による咬合採得と模型の嵌合。

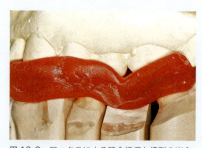

図13-9　ワックスによる咬合採得と模型の嵌合。最後方歯が支台歯の場合には、ワックスバイトや咬合採得材を介在させずに模型を嵌合させると、一般的には模型の顎間関係は小さくなるので、咬合しない補綴物ができる。

D 残存歯により咬頭嵌合位が保たれていない場合（咬頭嵌合位が不安定な場合）

- 仮封冠や義歯により顎位・咬合を決定し、その位置を再現する。
- **咬合床による咬合採得は無意味**である。
  - 歯根膜の沈下量（約 30μm）と顎堤粘膜の沈下量（300μm）の違いが大きすぎるため。

図 13-10　残存歯により顎間関係が保たれていない症例。

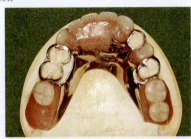

図 13-10a　上下顎顎間関係は部分床義歯により保たれている。

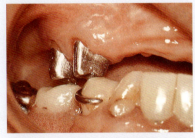

図 13-10b　築造された 5̲4̲|は、顎間関係が不安定である。

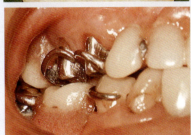

図 13-10c　部分床義歯を装着すると、5̲4̲|と対合歯列の位置関係は明らかとなる。

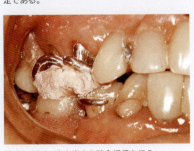

図 13-10d　支台歯のみ咬合採得を行う。

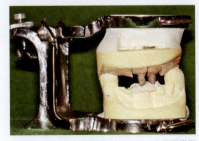

図 13-10e　咬合採得材を介在させて上下顎模型を咬合器装着する。

CHAPTER 14
仮封法

INSTRUMENTS
- □ 既成冠
- □ 即時重合レジン
- □ 技工用カーバイドバー
- □ フィッシャーバー
- □ レジン研磨用器具

仮封冠は、口腔内での修正時に、どのタイミングで撤去するかが大変重要である。いつ、どの程度ではずせばよいかを知ろう。

1 仮封冠外形の作製

1．ポスト付き仮封冠の作製方法

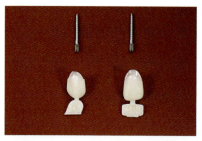

図 14-1a　ポリカーボネート製仮封冠と既成ポスト。

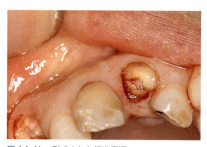

図 14-1b　形成された鋳造窩洞。

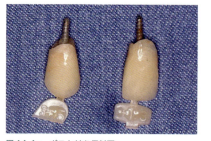

図 14-1c　ポスト付き仮封冠。

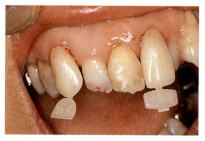

図 14-1d　仮着されたポスト付き仮封冠。

2．研究用模型またはその副模型上で作製したレジン冠の応用法（口腔内での修正法）

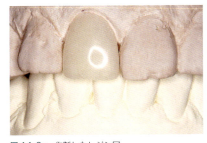

図 14-2a　作製したレジン冠。

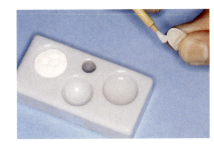

図 14-2b　レジン冠内面へのレジンの填入。

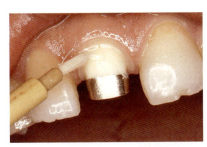

図 14-2c　支台歯辺縁へのレジンの貼付。

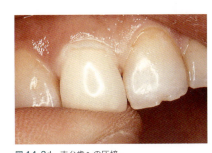

図 14-2d　支台歯への圧接。

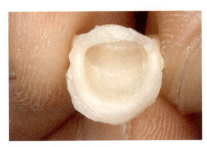

図 14-2e　印記された辺縁。

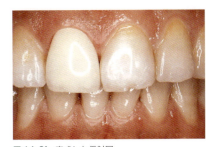

図 14-2f　完成した仮封冠。

3．レジンのかたまりによる口腔内での直接法

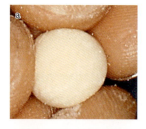
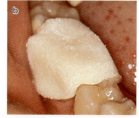

図 14-3a、b　レジンのかたまりを支台歯に圧接する。

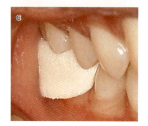
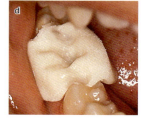

図 14-3c、d　咬合させ、対合歯咬合面を印記し、硬化前に撤去する。

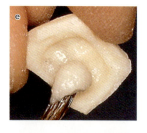
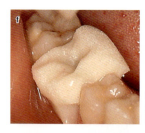

図 14-3e、f　撤去したレジンシェルの内面にレジン泥を填入し、支台歯に再圧接する。

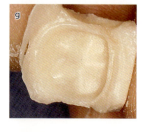
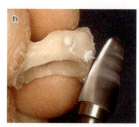

図 14-3g　印記された支台歯。
図 14-3h　辺縁を修正する。

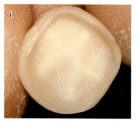
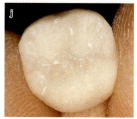

図 14-3i　辺縁が修正された仮封冠。
図 14-3j　咬合面形態を付与する。

4. 形成前に印象採得し、形成後に印象内にレジンを填入して支台歯に圧接する方法

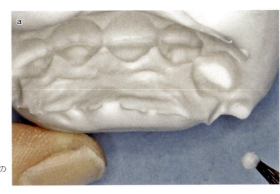

図14-4a 形成前に支台歯と周囲の組織の印象を採得する。

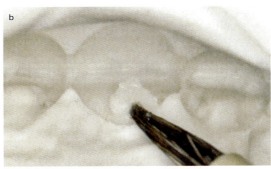

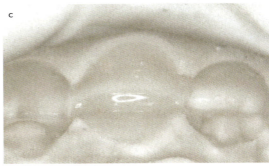

図14-4b、c 支台歯形成後、支台歯部にレジン泥を填入し、口腔内に圧接する。

POINT この方法はもっとも難度が高い。レジンが印象内に隠れて見えないため、印象材をはずすタイミングがわかりにくい。硬化しすぎると、隣在歯とのアンダーカットに入ったレジンが硬化しはずれなくなる。また硬化前では、マージン部が変形してしまう。

2 仮封冠の口腔内での調整

- 仮封冠内面に即時重合レジンを一杯に筆積み填入し、支台歯に圧接する。完全硬化前に、一度支台歯からはずす（約10～20秒後）。
  - ☞ ゆっくり10数えたら、仮封冠を少し上げ、すぐに戻す要領で抜き差しを繰り返す。
- ワセリンを塗布しても、仮封冠が支台歯から完全に分離するわけではない。
  - ☞ 仮封冠がはずれなくなる原因は、隣在歯などのアンダーカットに入ったレジンが硬化するのが原因である。
- 仮封冠がはずれなくなったら、フィッシャーバーでレジンに切れ目を入れ、そこにドライバーなどを入れて開き、破折させることではずす。その後、はずれなかった原因を除去して支台歯に戻し、割れ目にレジンを筆積みして修正する。
- 溢出したレジンを削除し、口腔内に戻して完全に硬化させる（硬化発熱に注意）。
- 硬化を早めるために温水中に入れてはならない。
  - ☞ レジンの急激な収縮が起こり、浮き上がってしまう。

3 仮封冠のチェック

- 咬合関係のチェック。
- コンタクトポイントのチェック。
- 歯頸部のチェック。

4 仮着材の塗布

- 仮着材は仮封冠の内面辺縁部に少量塗る（図14-5a）。
- ポストのある前歯部の仮封冠は、回転防止のために隣在歯のアンダーカットにレジンを盛って補強する（図14-5b）。

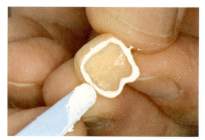

図14-5a　仮封剤は辺縁だけに少量塗布する。

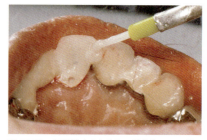

図14-5b　回転防止のために、隣在歯のアンダーカットにレジンを填入する。

5 ブリッジのポンティック部の注意点

● 粘膜部の炎症を避けるため、ブリッジのポンティック部は粘膜と接触させてはならない（図14-6a）。

POINT 前歯部は片側型にし、粘膜に接触させない（図14-6b）。

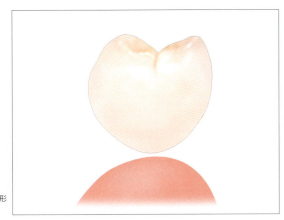

図14-6a　臼歯部のポンティック形態。

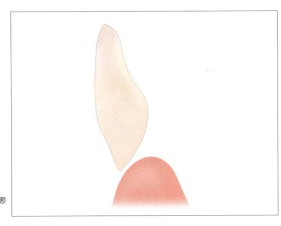

図14-6b　前歯部ポンティック形態は片側型とする。

CHAPTER 15
模型の作製
分割可撤模型法

INSTRUMENTS
- ☐ ユーティリティーワックス
- ☐ 石膏分離剤(ワセリン、石鹸液、ミンクオイル)
- ☐ ダウエルピン
- ☐ 糸鋸
- ☐ 技工用カーバイドバー
- ☐ ラウンドバー
- ☐ カッターナイフ

> クラウン作製時は、分割可撤模型法以外は使用してはいけない。ダイロックトレー法は歯型が三次元に動いてしまい、歯列内での歯型の戻り精度が低下するため、咬合やコンタクトポイントを正しく再現することができない。

1 石膏注入前の処理

- 印象面に付着した唾液や滲出液を流水下で洗浄する。
- 歯型が折れそうなときは、**個歯トレー辺縁部外側にユーティリティーワックスを流す**(図15-1、2)。

POINT 印象時、歯肉が個歯トレー外面と密着し遊びがないので、歯型が歯頸部から折れてしまう。特にマージンが歯肉縁下の深い位置にあり、歯型が細い場合には注意する。

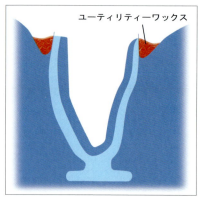

図15-1 個歯トレー辺縁部外側へのユーティリティーワックスの添加。

図 15-2 ユーティリティーワックス添加の実際。

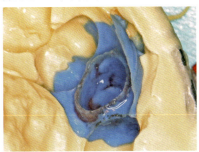

図 15-2a 個歯トレーの外面が露出しているため、石膏が直接接着すると歯型が破折するおそれがある。

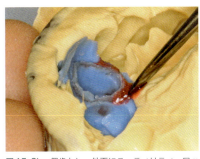

図 15-2b 個歯トレー外面にユーティリティーワックスを添加する。

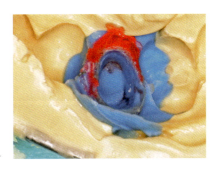

図 15-2c ユーティリティーワックスを添加した印象。

2　隣在歯の処理

- 歯型の分割時に、歯型と隣在歯型のあいだに糸鋸が入らない場合には、隣在歯型を可撤にする。

POINT　クラウンが高くなる一因となるので、**本当に必要なとき以外は隣接歯型を可撤にしない。**

3 一次石膏(超硬質石膏)の注入

- 石膏の注入は、気泡を入れないように印象面の1か所から少量ずつ行う。
- 支台歯部分、両隣在歯部分、歯列の順に注入する。
- 一次石膏には、**下顎でも台座部をつける**。

4 ダウエルピンの植立

- ダウエルピンに傷をつけない。
  ☞ 傷がつくと戻り精度が低下する。

5 回転防止形態の付与

- 回転防止形態の付与は1か所で十分。それ以上つけると、模型の浮き上がり量が多くなる。
- 半円孔型でも三角形の溝型でも、開放部分は45°とする(図15-3)。

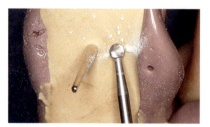

図 15-3a 半円孔型の付与のしかた。半円孔はラウンドバーを半分の深さに入れ、回しながら引き上げ45°に開く。

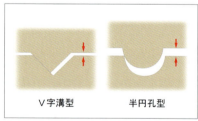

図 15-3b 回転防止形態による歯型の浮き上がりの相違を示す模式図。水平的な変位量が同じでも、一次石膏に付与したガイド面の角度がダウエルピンの着脱方向に対して緩やかなV字溝型のほうが、急な角度で二次石膏面と接する半円孔型の場合よりも、歯型の浮き上がり量は少ない。

6 分離材の塗布

- 分離面に分離材(ワセリン、石鹸液、ミンクオイル)を薄く一層塗布する。
  ☞ 厚く塗ると、二次石膏とのあいだに隙間ができ、精度が低下する。
- 水溶性の分離材を使用する際は、分離材塗布後に一次石膏面に水分を補給すると分離効果がなくなり、一次石膏と二次石膏が接着するので要注意。

| 7 | 二次石膏の注入 |

- 二次石膏によって、ダウエルピンや一次石膏が完全に被覆するように注入する。
- ダウエルピンの先端に、球状のユーティリティーワックスを付与する（図15-4）。
- 下顎模型には台座を付けること。

図15-4　ダウエルピンの先端に付与したワックス。

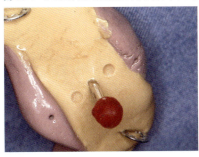

図15-4a　ダウエルピン先端に付与したユーティリティーワックス球。

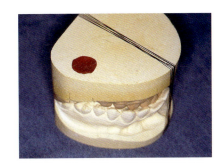

図15-4b　ダウエルピンの植立方向の目安となる。

| 8 | 模型の撤去 |

- 印象材と石膏のあいだにエアーを送入する。
- 印象はまっすぐ一気に撤去する。
- はずれないときには水や微温湯につける。
  ☞ 超硬石膏は熱湯に弱いため注意する。
- 個歯トレーの切断を行う場合は、歯列印象の撤去時に個歯トレーに強い力が加わらないように注意する（印象が保存できない欠点がある）。

| 9 | 模型のチェック |

- 支台歯はもちろん、支台歯以外の歯や粘膜面に突起や変形はないかチェックする。

| 10 | 模型の整理 |

- 咬合器装着前に、気泡による模型咬合面の突起を完全に除去する。
- 模型の基底面は咬合平面とほぼ平行にする。
- 模型が咽頭方向からのぞけるか確認する。

11 歯型の分割

- 分割用糸鋸は、力を入れずにまっすぐに引く。
  - ☞必ず切断するギリギリの位置に指を固定し、糸鋸を指につけて引く。
- 糸鋸をはずすときに、辺縁を傷つけることがあるので注意する。
  - ☞糸鋸を引きながらはずすようにする。

12 歯型辺縁のトリミング

- 印象を参考に、技工用カーバイドバー、ラウンドバー、カッターナイフなどでマージンぎりぎりまで削る。
- 辺縁下の歯根側歯面まで印象採得した場合は、歯肉部分をカッターナイフなどでトリミングする（図 15-5）。
- 辺縁ぎりぎりで印象採得した場合は、技工用カーバイドバーや大きめのラウンドバーで歯肉部分をトリミングする（図 15-6、7）。

> **POINT** マージントリミング時はバーの回転方向に注意する。バーは、マージンに対して垂直に当てる（図 15-8）。

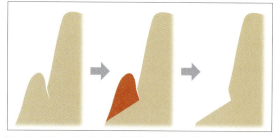

図 15-5　歯根側歯面まで印象採得した場合の歯肉部分のトリミング。

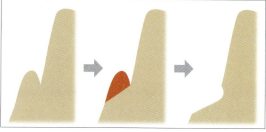

図 15-6　辺縁ぎりぎりで印象採得した場合の歯肉部分のトリミング。

図 15-7 マージントリミングの実際。

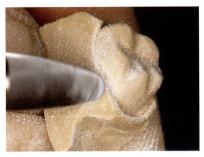

図 15-7a 歯型の歯肉部分のトリミング。接触面積が広く、先の丸い大型のカーバイドバーを用いる。

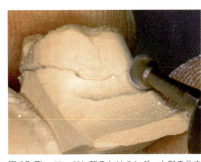

図 15-7b マージン部のトリミング。大型のラウンドバーを用いる。

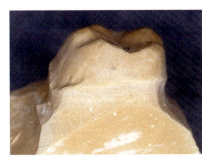

図 15-7c トリミングが完了した歯型。

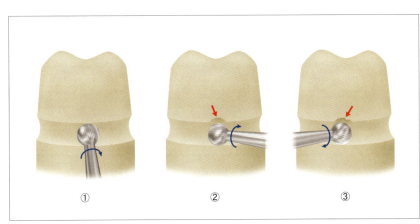

図 15-8 バーの当てかた。①マージンに対して垂直に当てる。②の方向でトリミングすると、辺縁を削除してしまう。③の方向でトリミングすると、辺縁の石膏を欠いてしまう。

CHAPTER 16
咬合器装着

INSTRUMENTS
- □ 咬合採得材
- □ カッターナイフ
- □ バインディングワイヤー
- □ スティッキーワックス
- □ 咬合採得材

　咬合平面を正しく採るためには、正しい装着のしかたが大切である。
　咬合採得材を使用して咬合器装着する際には、咬合採得材の垂直方向に出ている部分をすべて取り除いたうえで、上下顎の模型をしっかり固定して咬合器に装着する。

1 模型別・症例別　咬合器装着のポイント

POINT 模型の作製方法や補綴部位によって、模型の嵌合方法が異なる。

A 中間補綴症例　―全顎歯列模型で作製する場合―

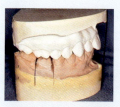

- 模型の嵌合が安定していれば、**咬合採得材を介在させずに**、上下顎の模型を嵌合させる（図16-1）。

図16-1　全顎模型で、模型の嵌合位が安定している場合の上下顎模型の嵌合。咬合採得材は介在させない。介在させると、上下顎模型の間隙が広くなり、**補綴物が高くなる**。

B 中間補綴症例　―部分歯列模型で作製する場合―

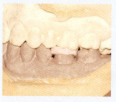

- **中間補綴でも部分歯列模型で作製する場合**には、**必ず咬合採得材を介在させて上下顎の模型を装着**する（図16-2）。

図16-2　中間補綴でも部分模型で作製する場合には、必ず咬合採得材を介在させて上下顎の模型を装着しないと、頬舌的に変位する恐れがある。

C 最後方歯を含む症例 —全顎歯列模型で作製する場合—

● **全顎模型で作製しても最後方歯を含む補綴症例の場合には、必ず咬合採得材を介在させて上下顎の模型を装着する**（図16-3、16-4）。

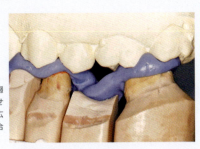

図16-3 全顎模型で作製しても最後方歯を含む補綴の場合には、必ず咬合採得材を介在させる。介在させないと、上下顎模型の間隙が正しく再現されない。広くなると補綴物が高くなり、狭くなると補綴物は咬合しない。

図16-4 最後方歯の補綴時に咬合採得材を介在させずに咬合器装着した結果、咬合しないクラウンが作製された症例。

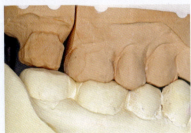

図16-4a 咬合採得材なしで咬合器装着された模型。実際は支台歯－対合歯間距離が狭くなっているが、補綴物を作製するまでわからない。

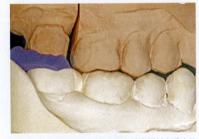

図16-4b 口腔内で採得された咬合採得材を噛ませた状態。支台歯－対合歯間距離が狭くなっていため、残存歯冠の空隙が生じている。この模型上で作製したクラウンは咬合しない。

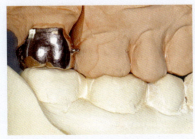

図16-4c aの模型上で作製されたクラウン。

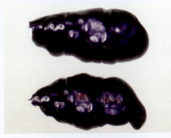

図16-4d クラウンの咬合状態の比較。上：cのクラウンは口腔内で咬合していない。下：咬合採得材を介在させて咬合器再装着し、その模型上で作製したクラウンは咬合している。

D 最後方歯を含む補綴症例 —部分歯列模型で作製する場合—

- **部分歯列模型で、最後方歯を含む補綴を行う場合には、必ず咬合採得材を介在させて上下顎の模型を装着**する。
- ただし、最後方歯を含む補綴症例を部分歯列模型で処置することは、本来あまり好ましくない。

2 咬合採得材の整理

- 咬合採得材を介して上下顎模型を嵌合させる場合には、**咬合採得材の咬合面側突出部分を削除**し、垂直成分を取り除く（図16-5、16-6）。

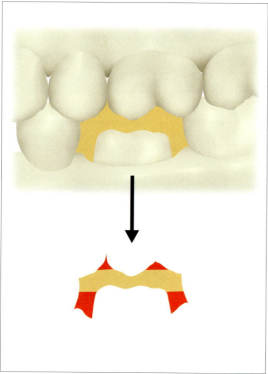

図16-5 咬合採得材の咬合面側突出部分の削除。垂直方向成分を取り除かないと、咬合採得材が模型に正確には適合しない。

図 16-6 咬合採得材削除の実際。

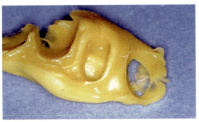

図 16-6a 処理前の咬合採得材。

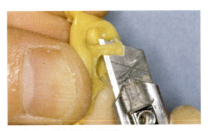

図 16-6b 咬合採得材の処理。

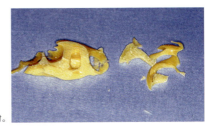

図 16-6c 処理した咬合採得材。

3 模型の固定

- 上下顎模型は、ビンディングワイヤーなどで**あらかじめしっかり固定**する（図 16-7）。

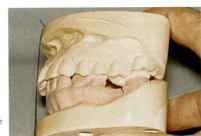

図 16-7 上下顎模型の固定。上下顎模型の一方だけを先に咬合器に装着すると咬合の高さの精度が低下する。

4 模型の装着

- 模型の正中を咬合器の正中に一致させる。
- 咬合平面を咬合器の上弓・下弓と平行にする。
- 装着用石膏の量は最小限にする。

CHAPTER 17
ワックスアップ

INSTRUMENTS
- ☐ インレーワックス
- ☐ 分離剤
- ☐ エバンス
- ☐ キャボン

ワックスアップは、必要とされるいくつかの基準点を結んでいけば、けっして難しくはない。クラウンのワックスパターンができるようになれば、仮封冠や補綴物の形態修正などを容易に行うことができる。

POINT
- 作業中は、歯型の基底面やダウエルピン部に、石膏屑やワックス片を付着させない（図17-1）。
- ワックスアップの順序は、咬頭頂、中心窩、辺縁の位置をまず決定し、それらを結んでいく。

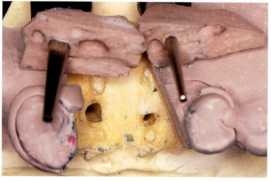

図17-1　歯型の基底面やダウエルピン部に石膏屑やワックス片が付着した模型。

| 1 | ワックスのシェルを作製し、歯型を歯列模型に戻す |

- 内面にシワがないことを確認する（図17-2）。

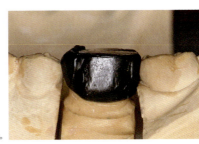

図17-2　歯列模型に戻したワックスのシェル。

| 2 | 咬合面のワックスを軟化して対合歯と咬合させる |

- 咬合器の対合模型を強く圧接する（図17-3a）。それにより、**機能咬頭側の半分の定点**は決まってしまう（図17-3b）。

図17-3　対合歯との咬合。

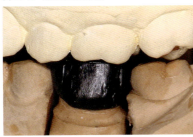

図17-3a　対合模型の圧接。

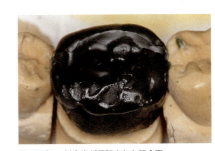

図17-3b　対合歯が印記された咬合面。

3 辺縁隆線の高さを隣在歯とそろえる

- 食片圧入を起こさないために、もっとも重要なステップである（図17-4）。

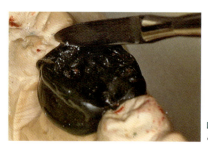

図17-4　辺縁隆線の調整。辺縁隆線がそろっていないと、食片圧入の原因となる。

4 機能咬頭頂の位置を決定する

- もっとも高いところが機能咬頭の咬頭頂、もっとも低いところが中心窩である。
- その他は対合歯との咬合では決定することができないので、解剖に従い、咬頭の数、非機能咬頭の高さや位置（小窩、裂溝）を決定する。

5 非機能咬頭の高さや形態を決定する

- チークバイトやタングバイトを避けるため、非機能咬頭の高さや形態を決定する。
- 頬側、舌側の咬頭の高さを、ウイルソンの湾曲に従って決定する（図17-5）。
- 咬頭の数と位置は解剖学的形態を参考にする。

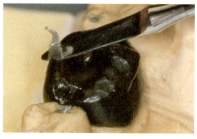

図17-5　非機能咬頭の高さや形態の決定。非機能咬頭の数と位置は、解剖学的形態を参考にする。

| 6 | 頬舌側の豊隆を隣在歯と調和させる（頬舌側軸面形態） |

- 各咬頭頂と歯頸部辺縁を、隣在歯の豊隆形態を参考に結ぶ（図17-6）。
- 頬側は歯頸側 1/3 に、舌側はほぼ中央に最大豊隆がある。

図 17-6　頬舌側軸面形態の決定。

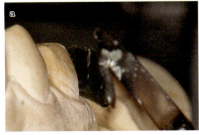
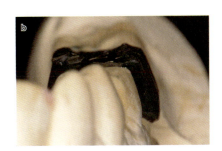

図 17-6a、b　隣在歯の豊隆形態と揃える。

| 7 | 隣在歯との頬舌側鼓形空隙や上下部鼓形空隙を作製する（近遠心形態） |

- コンタクト部分に接線を引き、**入射角と反射角を同じ形**にすると、食片圧入は起きにくくなる（頬舌側鼓形空隙／図17-7a）。
- **上部の鼓形空隙は開きすぎない**こと（上部鼓形空隙／図17-7b）。上部鼓形空隙が広いと、食片圧入の原因となる。

図 17-7　頬舌側および上下部鼓形空隙の決定。

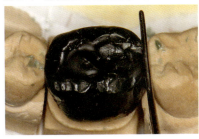
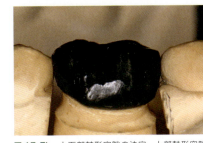

図 17-7a　頬舌側鼓形空隙の決定。接線に対して入射角と反射角を同じにする。

図 17-7b　上下部鼓形空隙の決定。上部鼓形空隙は開きすぎない。

| 8 | 小窩、裂溝の位置の決定 |

- 遠心小窩、近心小窩を決め、裂溝を決定する（図17-8）。

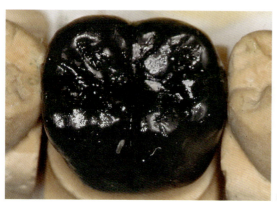

図17-8　咬合面形態の決定。

| 9 | 咬合させるべき点(小面)に触れないようにしながら、各咬頭の形態を彫刻する |

- 咬む部分＝**機能咬頭、機能咬頭の内斜面、外斜面、非機能咬頭の内斜面**などは絶対に触らない（図17-9）。
- すり鉢状にならない角度で彫刻していく。咬頭の斜面はけっして触らないように。
- これにより、よく咬合するクラウンができる。

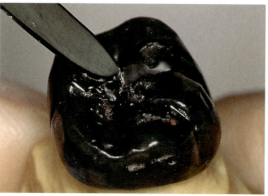

図17-9　咬合面彫刻。

10 辺縁部の修正

- 辺縁部まで完全に金属を鋳込むには、**白金加金で 50μm、金銀パラジウム合金で 80μm** の辺縁の厚みが必要（図 17-10）。
- キャボンや PKT など、先端がヘラになっている器具にワックスを乗せ、一筆で辺縁部をなぞる（図 17-11）。

図 17-10　鋳込み厚さ。

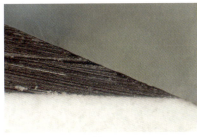

図 17-10a　ワックスパターン。

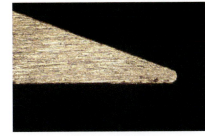

図 17-10b　鋳造体。鋳造体の辺縁は鋳込まれない。

図 17-11　ワックスアップ辺縁の修正。

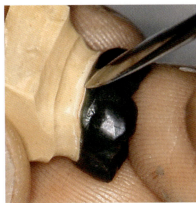

図 17-11a　ワックスの添加。厚みを与える。

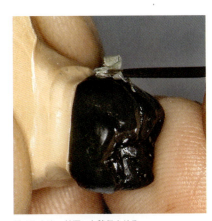

図 17-11b　軸面へと移行させる。

11　彫刻した面を保存しながらワックスアップの傷を除去する

- 彫刻した面ごとに、**独立して研磨**する（図 17-12）。
- 丸くしないように注意。

図 17-12　ワックスアップの研磨。

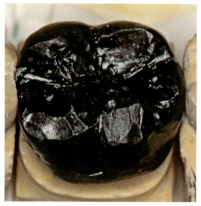

図 17-12　ワックスアップは咬頭ごとに独立して研磨する。

12　コンタクト・ポイントの修正

- このまま鋳造すると、150μm の隙間が生じてしまう。
- コンタクト・ポイントにワックスを移行的に盛り、鋳造収縮を補償する（図 17-13）。

図 17-13　コンタクト・ポイントの修正。

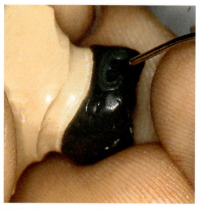

図 17-13a　ワックスの添加。

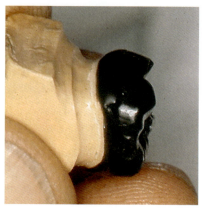

図 17-13b　滑らかに添加する。

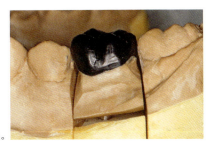

図17-13c　歯型が1mm程度浮き上がるようにする。

13　スプルー線の植立

- 埋没材の膨張方向を考慮して、ワックスアップが鋳造リングの中央に位置するように、**非機能咬頭に45°で植立**する。
- スプルー線とワックスアップとの接合部に**チル（冷し金、凝固促進用ベント）**を付与すると、鋳巣を防ぐことができる（図17-14）。
- ワックス・パターンはスプルー線を持って歯型から抜かないこと（インレーはスプルー線を持って抜く）。

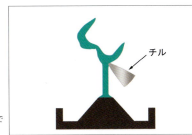

図17-14　チルを付与すると、鋳巣（引け巣）を防止できる。

14　埋没

- ワックスパターンクリーナーの使用は最小限にとどめる。
- 鋳造用ライニング材を鋳造リングに密着させないと、埋没材が鋳造リングから外れたり、埋没材の膨張量が大きくなりすぎたりすることがある。
- 埋没材の粉液比に注意する（**水分量が多い緩い埋没材で埋没すると、鋳造体は収縮する**）。
- 埋没材は真空練和（30秒以上）する。
- 気泡を入れないように、細部に埋没材を筆で塗りつける。

> **POINT**　鋳造冠が鉤歯となる場合は、可撤式パーシャルデンチャーの仮設計に従ってクラスプ用アンダーカットを付与する。

CHAPTER 18
研磨

INSTRUMENTS
- □ カーボランダムポイント
- □ シリコーンポイント(茶、青)
- □ 鹿革ホイール
- □ ルージュ

研磨の目的は、腐食防止である。軸面と咬合面は欠陥部を押し潰す用量で研磨し、ワックスアップ時に付与した形態を保存する。辺縁は撫でるように研磨する。

POINT
- クラウンの部位によって、研磨のしかた、考えかたがまったく違う。
- 必要がなければ、サンドペーパーコーンやカーボランダムポイントは使用しない。
- 茶のシリコーンポイントによる研磨を十分に行う。その後、青のシリコーンポイント、ルージュで研磨する。

1 軸面の研磨

- ワックスパターン時に付与した形態を保つ。
- キズ(欠陥)部分を押し潰すように研磨する(図18-1)。

図18-1 軸面の研磨。

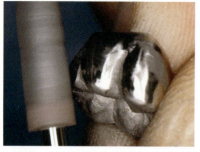

図18-1a ワックスパターン時に付与した形態を保つために、表面に認められる欠陥(キズ)をシリコーンポイントで押し潰すように研磨する。

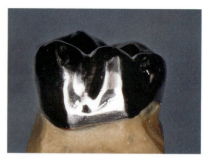

図18-1b 軸面の研磨がほぼ終了した状態。表面には欠陥はないが、凹凸が認められる。

2 咬合面の研磨（咬合調整後に再度研磨する）

- ワックスアップ時に得られた**咬合小面を保存するように、面なりに研磨**する（図 18-2）。

POINT 咬合面形態を保存し、丸くしない。

図 18-2 咬合面の研磨。

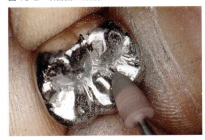

図 18-2a 咬合面の研磨。咬合小面ごとに研磨し、咬頭を丸くしない。

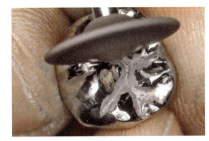

図 18-2b 小窩・裂溝の研磨。

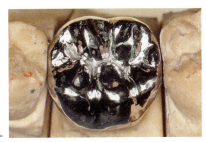

図 18-2c 咬合面と軸面が研磨された状態。

3 辺縁の研磨

- 辺縁は撫でるように、滑らかに研磨する（図 18-3）。

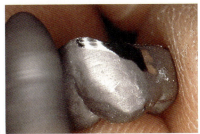

図 18-3 辺縁の研磨。辺縁は撫でるように研磨する。

CHAPTER 19
試適時のコンタクトポイント調整

INSTRUMENTS
- ☐ 咬合紙
- ☐ マジックインキ
- ☐ カーボランダムポイント
- ☐ シリコーンポイント（茶）
- ☐ コンタクトゲージ
- ☐ デンタルフロス

　コンタクトポイントが正しく調整できたかどうかの判断には、コンタクトゲージやデンタルフロスなどの手段があるが、これらはあくまでも調整終了後の判定基準である。もっとも信頼できるのは、患者のコメントである。

1　隣在歯との接触部位の確認

- 補綴物の隣接面に咬合紙を挟んだり（図 19-1a）、咬合紙のカーボンやマジックインキなどを塗布（図 19-1b）するなどして、隣在歯との接触部位を確認する。

POINT 塗布する方法のほうが容易である。

図 19-1　接触部位の確認方法。

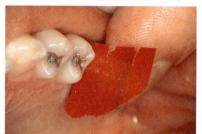

図 19-1a　隣接面に咬合紙を挟む。

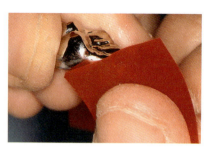

図 19-1b　カーボンの塗布。

2 カーボランダムポイントによる削除

- 手指にて補綴物を支台歯に圧接し、**「疼痛はないがやや狭窄感が残った状態」**になるまでカーボランダムポイントで削除する（図 19-2a～c）。
  - ☞ **シャイニースポットを目安**にして削る。
  - ☞ クラウンが支台歯に正しく収まったかどうかは、**隣在歯との辺縁隆線の高さ**の関係が模型上と口腔内で同じになったかどうかで判断する。
- **コンタクトしている「点」を「面」にするつもりで調整**する（次ページ図 19-2d～f）。
  - ☞ 最終的には面接触にするつもりで行う
- **辺縁側から削除**する。
  - ☞ 咬合面側から削除すると、上部鼓形空隙が広くなり、食片圧入を起こしやすい。

> **POINT** 指による圧接時よりも、咬合時に歯間の狭窄感が強くなったと患者が訴えた場合には、再調整が必要である。

図 19-2　コンタクトポイント調整の実際。

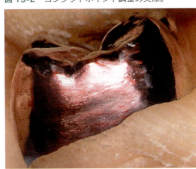

図 19-2a　カーボンが塗布されたクラウン。

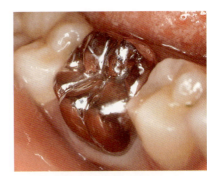

図 19-2b　支台歯に試適されたクラウン。

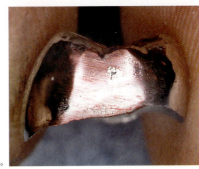

図 19-2c　印記されたシャイニースポット。

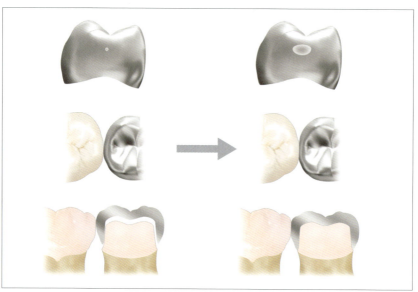

図19-2d　コンタクトポイントの調整イメージ。コンタクトしている「点」を「面」にするつもりで調整する。

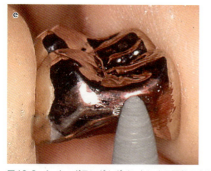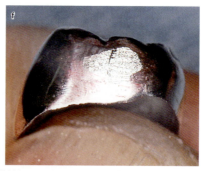

図19-2e、f　カーボランダムポイントによる調整の実際。接触している点を面にする。必ず辺縁側から削除する。

3　シリコーンポイントによる研磨

- シリコーンポイントでは、軽い研磨で数 µm 削れる。
- 少し挟まった感じ程度で研磨を終了する。
- コンタクトポイントを削除し過ぎた場合は、金鑢による修正も可能である。

SHIOZAWA'S ADVICE　コンタクトポイント調整の見極めかた

コンタクトポイント調整の見極めかたは以下のように行うとよい。

1. 隣在歯との辺縁隆線の高さでチェック
   ☞ ワックスアップの際に、隣在歯の辺縁隆線とクラウンのそれを揃えたはず。そこが揃っていれば調整終了。揃っていなければ調整不足。
2. 患者のコメントがもっとも大事。
   ☞ 「ちょっと挟まっているが、痛くない」まで調整する。

【ぎゅっと押して入れたとき】
☞ 「ものすごくきつい、痛い」………調整はまだまだ。
☞ 「痛くはないが、ややきつい」……だいぶよい感じではある。

【そこで強く噛ませてみると】
☞ 「噛んだらちょっときつくなってしまった」
　……まだ調整が必要。シャイニースポットを探し、点を面にしていくつもりで広げていく。

【目指すゴールは】
☞ 「ちょっと挟まっているが、痛くない」
☞ 「手で押したときと、噛んだときがほとんど同じ。でも、何か入っている感じ」
　……ここまでカーボランダムポイントで調整し、その後、研磨する。

CHAPTER 20
咬合調整

INSTRUMENTS
- ☐ 咬合紙（赤：厚さ30μm）
- ☐ カーボランダムポイント
- ☐ シリコンポイント（茶）
- ☐ ラウンドバー
- ☐ フィッシャーバー

咬合器上では微細な調整はできない。患者の口腔内で最終的な調整をする。側方運動を考慮した咬合調整を行うことで、早く、正確な咬合調整が可能となる。

【側方運動を考慮した咬合調整の手順】
- 咬合紙：ジーシー社製咬合紙（赤）厚さ 30μm
- 術前の状態：補綴物試適前の咬合状態を記録・保存
- 咬合：
  邪魔に感じる部分（高い・干渉する部分）**で歯ぎしり様運動**（前方・側方運動）を行わせる
- 咬合紙の観察：**補綴部分・補綴物の一歯前方部分**
- 補綴物の観察：**咬合面のリング状接触部分（島状部分）**
- 咬合調整：
  リング状接触部分（島状部分）を咬合小面に
  咬合紙への記録（抜け具合い）が補綴物試適前後で同じになるまで調整
- 咬合調整の確認：
  補綴歯の一歯前方の歯の咬合を基準
  咬合紙の引き抜きを行う
  術前に記録した咬合紙と比較する
  患者の感覚を問診する

1 術前の咬頭嵌合位のチェック

- 咬合調整前の残存歯の接触状態を記録した**咬合紙を残しておく**（図20-1a）。
- 補綴歯の**すぐ前方の歯で引き抜き試験**を行い、咬合していることを確認する（図20-1b）。

図20-1 咬合紙によるチェック。

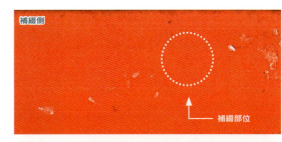

図20-1a 咬合調整前の残存歯の接触状態。咬合紙を保存しておく。

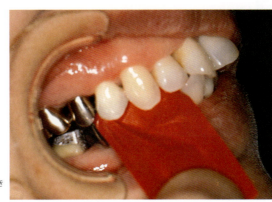

図20-1b 補綴歯前方の歯での引き抜き試験。

2　クラウンの高さのチェック

- 咬合紙を入れて咬合させ、強く当たるところ＝『邪魔なところ』を探させる（図20-2）。

POINT　患者の感覚が重要である。「邪魔なところで歯ぎしりをしてください」「ないほうがいいと思うところを探してください」という聞きかたをすると、患者は正しく反応してくれる。

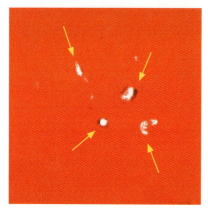

図20-2a　クラウンの高い部分の咬合状態。咬合紙が穿孔する。

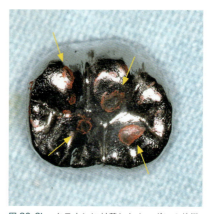

図20-2b　クラウンに付着したカーボンの状態。高い部分が島状に印記され、内部に金属色が認められる。

3　咬合調整

- 調整は補綴物に付着した咬合紙のカーボン部を選択削合する（図20-3a）。
  - ☞ **リング状の接触部位、島状の部分を咬合小面にする**（図20-3b、c）。
  - ☞ 側方運動時に干渉している部位では**周囲に咬合紙の色が付着し、その内側に金属色**が見える（咬合紙には穴があいている）。それを一面で削除する。
- 同様の方法を頻回繰り返す（112ページ図20-4a～4d）。
  - ☞ 咬合紙の抜け具合が、補綴物に対応する部位だけが強いのではなく、周囲の状態と同様になるようにする（均等に）。
  - ☞ 全体に高い場合には、咬合面のもっとも低い部位に咬合紙の色が付着する（高さは一歯前方歯が咬合しているか否かでチェックする）。

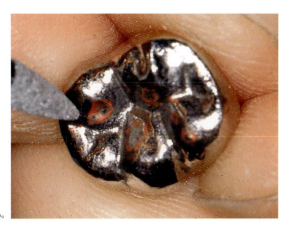

図 20-3a　カーボン部を選択削合する。

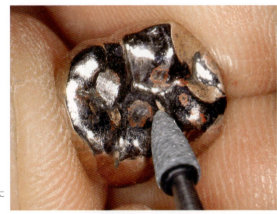

図 20-3b　島状の部分を咬合小面にする。

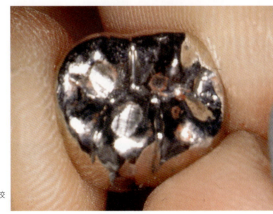

図 20-3c　調整 1 回目のクラウン咬合面。島状部分を咬合小面にする。

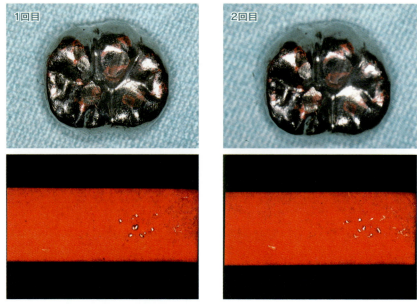

図 20-4a 咬合調整1回目と2回目の比較。クラウン部の接触点が増加している。

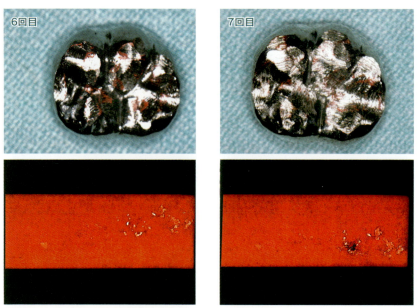

図 20-4b 咬合調整6回目と7回目の比較。クラウン部の前方歯の接触が認められる。

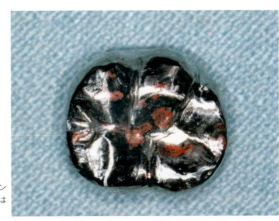

図 20-4c 咬合調整終了時のクラウン咬合面。ワックスアップ時の咬合面観は失われている。

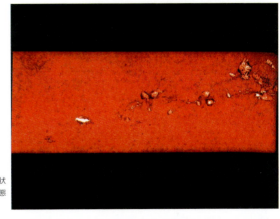

図 20-4d 咬合調整終了時の咬合状態。クラウンと前方の歯の接触状態がほぼ同じである。

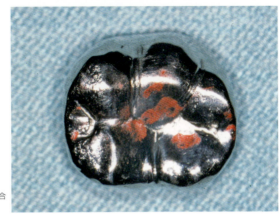

図 20-4e 研磨終了時の状態。咬合小面がカーボンで染まっている。

4 咬合調整の確認

- 高さの確認は、**一歯前方の咬合状態**が未装着時と同じになるまで調整する（図20-5）。

POINT 患者の感覚も重要な情報である。

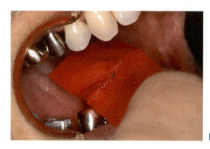

図20-5　一歯前方の歯の咬合状態で高さを確認する。

5 咬合面形態の修正

- 咬合調整により咬合面形態が変化したときは、スピルウェーを再彫刻したり、咬合接触面積を少なくしたりする（側方力が減少する）。

SHIOZAWA'S ADVICE

咬合調整の見極めは、以下のように行う。
①側方運動、咬頭嵌合位で噛ませた際に島状に金属色が見えるときは、まだ調整不足である。島状部分がカーボンですべて染まり、一歯手前の歯が咬合紙をしっかり噛み切るまで調整する。
②カーボン紙にあく穴の大きさが、高さの程度、接触のようすを示している。それがだんだん小さくなってきたら終わりに近づいている。
③反対側が咬合していても意味はない。反対側が噛み始めたときには、まだ100〜200μm 高い。
④患者の感覚を問診し、参考にする。
⑤咬合調整により咬合面の形態が失われた場合には、スピルウェーを付与する。

| 参考 | 咬合印象法 |

INSTRUMENTS
- □ K型バイトトレー
- □ 塩化ビニル樹脂製フィルム
- □ 印象材

- 咬頭嵌合位での咬合調整量を少なくする方法として、咬合印象法がある。支台歯、対合歯の印象、咬合採得を同時に行うことができる。
- ただし、前方・側方運動時の咬頭干渉の除去は口腔内で行う必要がある。

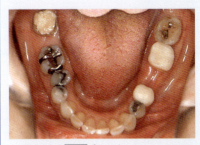

A 形成された⑤⑥⑦ブリッジ。

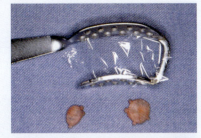

B K型バイトトレーとレジントレー。隔壁として塩化ビニル樹脂製フィルムを使用する。

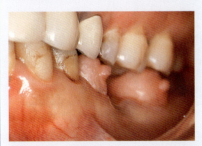

C レジントレーの試適。

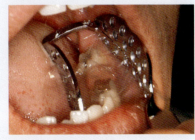

D K型バイトトレーの試適。

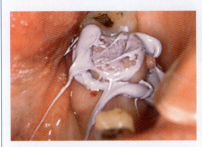

E 支台歯の印象。

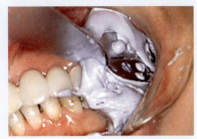

F K型バイトトレーによる歯列印象（咬合印象）。

次ページに続く

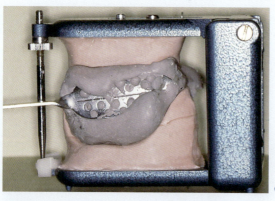

G 咬合器装着。上下顎模型は印象からはずさない。

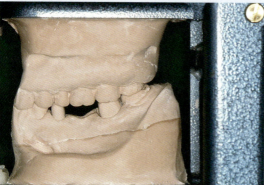

H 咬合器装着された模型。

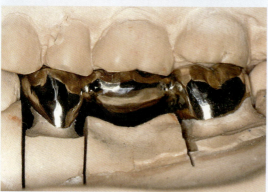

I 完成したブリッジ。

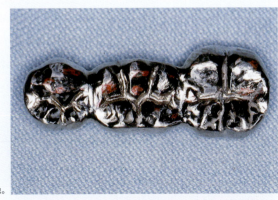

J 模型上での咬合接触。

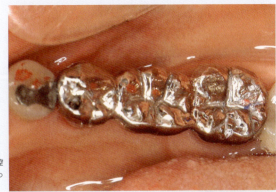

K 口腔内での咬合状態。口腔内での咬合調整はまったく行っていない。

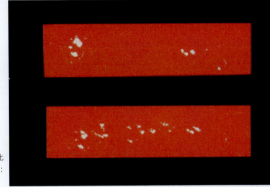

L 術前、術後の咬合状態の比較。上：術前の咬合状態、下：術後の咬合状態。

CHAPTER 21
仮着

INSTRUMENTS
- □ 仮着用セメント

　小さいテーパーで形成した支台歯に適合のよい補綴物を付着すると、外れなくなってしまう。仮封冠は壊して外せるが、最終補綴物は壊すことはできない。メタルボンドクラウンの仮着は禁忌である。

1　仮着材の塗布

- 仮着力の弱いセメントを使用する（**ハイボンドテンポラリーセメントハードなどの硬性仮着材は禁忌**）。
- **マージン部に少量塗布**する（図21-1）。
- **メタルボンドクラウンの仮着は禁忌。**
  ☞はずす際に、ポーセレン部に亀裂が入ってしまう。

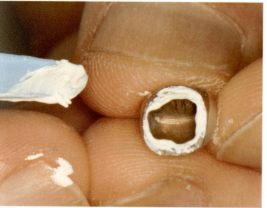

図21-1　仮着材の塗布。マージン部内面に少量塗布する。

2　撤去用ノブの設置部位

- 仮着時には補綴物に撤去用のノブを残しておく。
- ☞ **撤去用ノブは頬側につける**。舌側は舌に当たって邪魔である（図 21-2）。

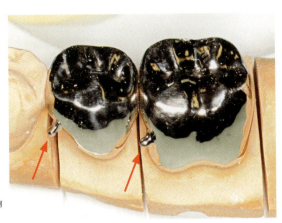

図 21-2　撤去用のノブ。必ず頬側につけること。

CHAPTER 22
セメント合着

INSTRUMENTS
- ☐ 合着用セメント
- ☐ 割箸
- ☐ デンタルフロス

　各種セメントの性質を考慮し、適材適所で使い分けることが大切である。臨床では、表22-1に示す5種類の合着用セメントが使われている。合着用セメントでもっとも大事なことは、『圧縮強さ＝強固に固まる』である。長期的維持には接着力も重要だが、圧縮強さに優先順位をおきたい。

表22-1　各種合着用セメントの特徴

リン酸亜鉛セメント	・無機系材料で疲労しにくいため、窩洞に維持力のある形態を付与できれば、セメントとして優れた性質を持っている。 ・歯髄刺激性があるため、使用されなくなっている。
カルボン酸セメント	・歯髄刺激性はないが、圧縮強さが小さいため、わずかな力で壊れやすい（そのため使われなくなっている）。
グラスアイオノマーセメント	・圧縮強さが大きい。 ・初期の感水性と唾液溶解性が非常に高いため、水分が少しでも歯質に残っていると、硬化が阻害され、非常にもろくなる。
レジン補強型 グラスアイオノマーセメント	・レジンセメントとグラスアイオノマーセメントの両方の性質を持っている。 ・接着性もあり、圧縮強さも大きいが、水に弱い。
接着性レジンセメント	・代表例は、スーパーボンドとパナビア。 ・スーパーボンドは、即重レジンに接着力のある4-METAが入っているものと考えるとよい。圧縮強さは小さいが、象牙質への接着力は大きい。 ・パナビアは圧縮強さは大きいが、象牙質への接着力に劣る。嫌気的な条件下で硬化してしまうため、クラウン内に満たして使用できない。辺縁内面につけたり、内表面にのみ塗るような使用法で行う。

1 支台歯の清掃

- 仮着材を除去する。
  - ☞ 仮着材がついていると、セメントの合着力および接着力が発揮できない。
  - ☞ 超音波スケーラーでまず清掃し、さらにハンドスケーラーなどで清掃する。
- 有髄支台歯の清掃には、アルコールやオキシフルは好ましくない（微温湯で清掃する）。

POINT 仮着材の除去に有機溶剤（オレンジソルベントなど）を使用したときは、完全に洗浄する。残っていると、表面に分離材をコーティングしたことと同じになってしまう。

2 セメントの塗布

- リン酸亜鉛セメント、グラスアイオノマーセメントでは、補綴物の内面にセメント泥をたっぷり満たす（図22-1a）。
  - ☞ たっぷり入れることで気泡が入らず、辺縁部がすべてセメントで覆われる。足りないと、気泡が入りセメントが辺縁を覆わないことがあるので、そこから唾液が入り、セメントを溶解したり、う蝕を惹起する。
  - ☞ 仮着の際には、後ではずすのでマージン部のみにセメントを塗布したが、合着ではマージン部だけに盛るのはよくない。内面に気泡が残存し、補綴物の浮き上がりや将来的な離脱を惹起する。
- 逆に、嫌気的雰囲気で硬化するレジンセメントでは、補綴物の内面にセメント泥をたっぷり満たしてはいけない（図22-1b）。

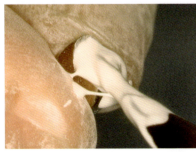

図22-1a　リン酸亜鉛セメント、グラスアイオノマーセメント（含レジン補強型）による合着。上記セメントで合着する場合は、セメント泥を補綴物の内面に満たす。

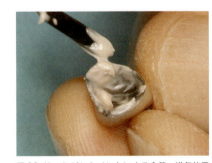

図22-1b　レジンセメントによる合着。嫌気的雰囲気で硬化するレジンセメントでは、補綴物の内面にセメントを満たしてはならない。

3 合着操作

- 補綴物の合着時には、咬合面中央に割箸を置き、垂直方向に指で十分に圧接する。
  - ☞ 手指による圧接で約15kg重の荷重が可能である。15kg重以上の荷重を加えても、セメントの菲膜厚さにはあまり変化がない。
- **割箸を噛ませてはいけない**（図22-2a）。
  - ☞ もっとも高いところにのみ割箸が当たるため、咬合面全体に均等に力が加わらず、クラウンが偏って浮き上がることになる（図22-2b、c）。
  - ☞ どうしても噛ませたいときは、ロール綿花（図22-2d）かラバーダムシート（図22-2e）などを使用する。
  - ☞ ただし、**ロール綿花を長時間噛ませることは好ましくない**。唾液を吸収してしまい、硬化後のセメントの性状を劣化させる。
- 支台歯の本数が多いときは、補綴物でラバーダムシートやバルサ材（図22-2f、g）を咬合させる。

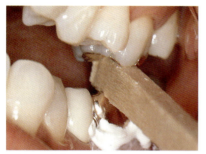

図22-2a 割箸を噛ませてはいけない。補綴物が傾いて合着される。

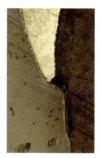

図22-2b 沈下側。

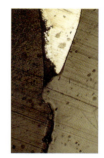

図22-2c 浮き上がり側。

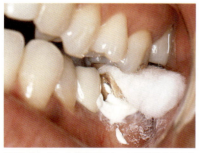

図22-2d ロール綿花の咬合。長時間噛ませてはいけない。ロール綿花を長時間噛ませると、綿花が唾液を吸収する。

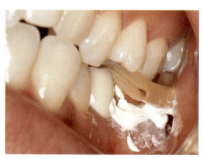

図22-2e ラバーダムシートの咬合。

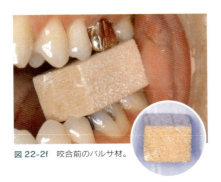

図 22-2f　咬合前のバルサ材。

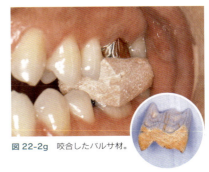

図 22-2g　咬合したバルサ材。

| 4 | 適合状態の確認 |

- **圧接後、ただちに何も介さないで咬合させ、補綴物を高く感じないか否かを問診**し、浮き上がりがないことを確認する。
- セメント泥を拭き取り、探針などで辺縁を探り、補綴物の適合状態が試適時と同じであることを確認する。
- 補綴物が唾液にさらされないように、**セメントが硬化するまで開口させておく。**
  - ☞リン酸亜鉛セメント、カルボン酸セメント、グラスアイオノマーセメントでは、セメント内に気泡の混入がなければ、一度荷重を加えれば補綴物は浮き上がらない。
  - ☞レジンセメントは粘性が極端に小さい。上顎に大型の補綴物を合着する際は自重で落ちてくることがあるため、3分間程度は手指で押さえておく。
  - ☞セメント合着に失敗した場合は、迷わず瞬時にはずすこと。合着の際には失敗に備え、インレーリムーバーなどを準備しておく。

| 5 | セメントの除去 |

- 余剰セメントの除去は、セメント泥が完全に硬化してから行う。
  - ☞コンタクトの下だけは、初期硬化開始時にセメントを除去しておく。完全硬化後では、このエリアのセメントを除去することは難しい。
  - ☞硬化して除去できなくなってしまったからといって、合着直後に超音波スケーラーを使用してはならない。補綴物の内面のセメントが壊れてしまう。
- 歯肉縁下、隣在歯間などのセメント除去を完全に行う。
- 隣在歯間やポンティック基底面に残存したセメントは、デンタルフロスで除去する。

CHAPTER 23
補綴物の除去

INSTRUMENTS
- ☐ 除去用バー（カーバイドバー）
- ☐ ダイヤモンドポイント
- ☐ マイナスドライバー
- ☐ インレーリムーバー
- ☐ 兼松式ポスト除去装置

補綴物は離脱しないように作製するのが原則であることから、それをはずすことはきわめて難しい。新しい材料、方法などを取り入れるときには、補綴する技術とともに除去することが可能かどうかまで考えて選択する必要がある。

1 メタルクラウンの除去

① 使用する除去用バーは、**切削部の長さが短いカーバイドバー**を使用する（図 23-1a）。
☞ 切削部が長いカーバイドバーを使うと、ネックから折れてしまう。

② **もっとも見やすい場所**で、ドライバーが入る方向にスリットを入れる（頰側面のやや近心寄り／図 23-1b）。

③ 歯軸に対して **45°で切り込む**（図 23-1c、d）。
☞ 合着された鋳造冠の場合、セメント層がもっとも厚いのは、咬合面と軸面の隅角部分である。この角度で削除していくとセメントを見つけやすい。

④ セメント層を見つけたら、セメントに沿って咬合面側、マージン側へ切削を進める（図 23-1e、f）。

⑤ **咬合面側はシリンダー状、マージン側は槍状ポイント**を使用する。

⑥ 軸面を切削し、咬合面中央付近からマージンまでセメントが見えたら切削をやめる。
☞ 全部切除しない。全部切除すると片方しかはずれなくなることがある。

⑦ マイナスドライバーで削除面を開く（図 23-1g、h）。
☞ マイナスドライバーをスリットに入れて、少し回転させる（ヘーベルのように用いる）。

POINT 補助保持装置が付与されている場合には注意が必要。咬合面部にセメント層が見えずメタルばかりある場合は、補助保持装置が付与してあることがある。

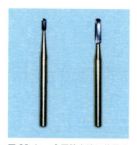

図 23-1a 金属除去時に使用するカーバイドバー（左側）。切削部の短いバーを使用する。

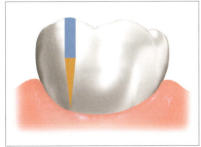

図 23-1b　ドライバーが入りやすく、直視できる部位にスリットを入れる（近心頬側）。

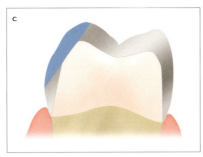
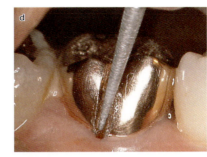

図 23-1c、d　歯軸に対して 45°で切り込む。セメント層を見つけやすい。

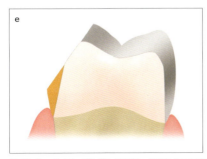
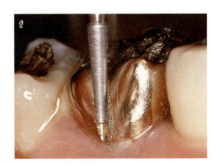

図 23-1e、f　マージン側への切削。歯肉を傷つけないよう注意する。

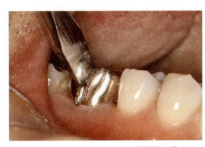
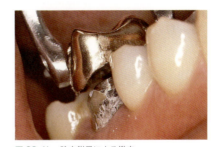

図 23-1g　マイナスドライバーで削除面を開く。　　図 23-1h　除去鉗子による撤去。

2 メタルボンドポーセレンクラウンやレジン前装冠の除去

①ポーセレン面やレジン面（唇面）からスリットを入れる（図 23-2a～c）。
　☞舌側（口蓋側）からスリットを入れると、セメント層を見つけることが困難であり、スリットにドライバーを入れることもできない。
②マイナスのドライバーで削除面を開く。
　☞メタルボンドポーセレンクランやレジン前装冠は金属部が薄く、金属が非常に軟らかいので、ドライバーをかける金属だけが変形し、セメントが破壊できないことがあるので注意。
③金属の薄い部分はドライバーがかけにくいが、近遠心のどちらかが外れたら、インレーリムーバーなどではずす（図 23-2d、e）。

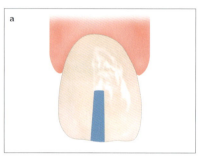 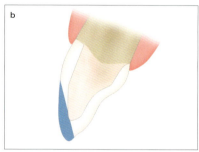

図 23-2a、b　スリットはポーセレン面やレジン面（唇面）から入れる。

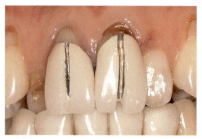 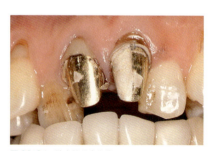

図 23-2c　スリットを入れたメタルボンドポーセレンクラウン。

図 23-2d　除去後の支台歯。

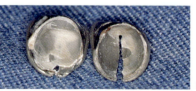

図 23-2e　除去されたメタルボンドポーセレンクラウン。

3 ブリッジの除去

- ブリッジの連結部で切断する。
- 以降はクラウンの除去に準ずる。

4 ポストクラウン・築造体の除去

POINT クラウンの数倍難しい。パーフォレーションや歯質が破折したら、抜歯になってしまう。

A 兼松式ポスト撤去鉗子によるコアの除去

①コア部を、ポストと同じ太さか、それよりやや太めに削除する（図 23-3a 〜 c）。
②頬側と舌側の残存歯質の高さをそろえる（図 23-3d）。高さが異なり、歯質を削除したくない場合は光重合レジンで高さをそろえる。
③歯質の保護のため、平頭のセメント充填器を歯質に添える（図 23-3e）。
④兼松式ポスト撤去鉗子で除去する（図 23-3f 〜 j）。

（図 23-3a 〜 i は次ページに掲載）

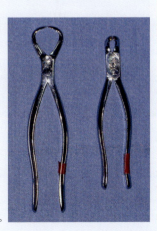

図 23-3j　兼松式ポスト撤去鉗子。

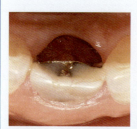
図 23-3a 除去する補綴物（レジン前装ポスト）。

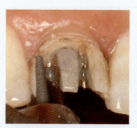
図 23-3b ポスト部以外の歯冠部を削除する。

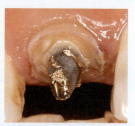
図 23-3c コア部はややアンダーカットとする。

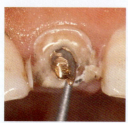
図 23-3d 残存歯質の頬側と舌側の高さをそろえる。

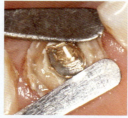
図 23-3e セメント充填器を歯質上に置くと、力が分散し、歯質を破折する力がかからない。

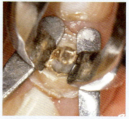
図 23-3f 兼松式1号でポスト部をしっかりつかむ。

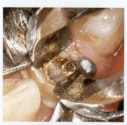
図 23-3g 兼松式1号とセメント充填器の間隙に兼松式2号を挿入して把手を握る。

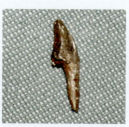
図 23-3h 除去されたポスト。

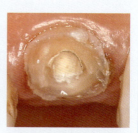
図 23-3i 除去された支台歯。

B 削り取りによるコアの除去

POINT 小臼歯部、大臼歯部では切削で除去する。残存歯質は削除しない。

①残存歯質を保存しながらコア部を削除する。
②**ポスト径より細いカーバイドバー（ラウンドバー）** で、金属ポスト内に穴（ポスト）を彫りこむ（図23-4）。
③先端付近まで到達したら、超音波スケーラーで振動を与える。
④除去できない場合には、ポストの一面（残存歯質がもっとも厚い方向）を、残存歯質が現れるまで削除する。

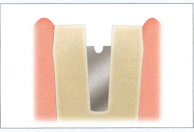

図23-4 直径の小さいカーバイドバー（ラウンドバー）を使用する。**シリンダー状のバーを使用してはならない。**

C スクリューピンの除去

①コア部の材料を削除する。
☞ スクリューピンの**保持部はけっして除去してはならない**（図23-5）。
②附属ドライバーまたはホーのプライヤーにて、スクリューピンの頭を**反時計回りに回転**させる。
☞ これで取れないときには、スクリューピンの径より細いカーバイトのラウンドバーでスクリューピンをつつく。除去用のカーバイドバーやダイアモンドポイントは危険。

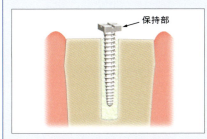

保持部

図23-5 スクリューピンの保持部は除去してはいけない。

CHAPTER 24
根面キャップ

INSTRUMENTS
- ダイヤモンドポイント(槍状、シリンダー状、ラウンド、K1など)
- エンジン用バー(ピーソーリーマー、根管形成バー、フィッシャーバー、カーボランダムポイントなど)
- シリコーン印象材(パテ、レギュラータイプ)

　根面キャップは、どうしても患者が歯の保存を望む場合の一手である。歯根を保存することによって、歯根膜の感覚が残り、義歯でも咬合感・咀嚼感をより得ることができるが、根面キャップ部を支点として義歯が破折することも多い。

1 症例の選択

POINT 慎重に適用症例を選ぶこと。

- 構造上、維持力をつけるためにはアタッチメント(磁性アタッチメント、OPAアタッチメント)が必要となる。
- アタッチメントを義歯に取り込む際は直接法で行うため、即時重合レジンの硬化のタイミングを失うと、義歯がはずれやすくなったり、根面キャップがはずれたり、歯が一緒に抜けたりすることがあるので、注意する。
- 粘膜と支台歯の沈下量が異なるため、大型の義歯では辺縁封鎖性が低下することがある。
- 根面キャップの周囲は自浄性が劣るので、歯周組織に悪影響を及ぼすことが多い。
- 保存された歯根部の義歯床辺縁は、着脱方向に対してアンダーカットになりやすい。
    - ☞義歯の辺縁封鎖性が劣るため、義歯が外れやすくなることが多い。

2 根面形成

POINT 形成からワックスアップまで、常に**歯肉頂**を意識して根面形成をしなくてはならない。

- 根面形態はポストクラウンの支台形態に準じる。
- 頬側面観では凹面、隣接面観では凸面となるように形成する。複合的にみると馬の鞍のような形態にする。
- 支台歯辺縁の高さは辺縁歯肉の高さを基準とする（図24-1a、b）。
  - ☞作製する根面キャップの高さは、**歯肉頂から1mm高いものが限度**である。
- マージンは歯肉縁下に設定し**フルバンド**で形成することが望ましい。
- 深く根管形成する必要はない（磁性アタッチメントやOリングを使用するときには、ある程度の深さが必要）。
- 回転防止形態を付与する。

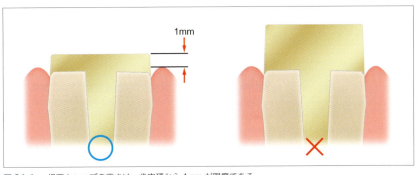

図24-1a 根面キャップの高さは、歯肉頂から1mmが限度である。

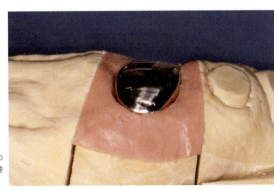

図24-1b 歯肉頂と根面キャップの高さとの関係。歯肉頂の高さが重要であるため、ガム模型を作製する。

3 印象採得

- ポストクラウンの印象法に準じる。
- 付加型シリコーンラバーベース印象材の使用が望ましい。

4 作業模型の製作

- 原則的にはガム模型を製作する（図 24-2）。
  - ☞ **歯肉頂の高さが根面キャップの高さの基準になるため、歯肉部を削っては意味がない。**
- ガム模型を作製できない場合は、本模型と副模型を製作する。
  - ☞ 2度注ぎで作るため、2度注ぎ可能な印象材＝付加型シリコーンラバーベース印象材を使う。
  - ☞ 本模型は辺縁歯肉をトリミングし辺縁ワックスアップに、副模型は歯肉部の石膏を保存するために使用する。

5 ワックスアップ

- 根面板の高さは、辺縁歯肉の高さを基準とする（高い根面板は側方力を生じる）。
- 副模型を使用する場合には、根面板の形態（高さ、軸壁）は副模型で、マージンのワックスアップは本模型で作製する。

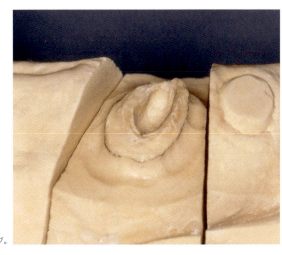

図 24-2a　辺縁のトリミング。

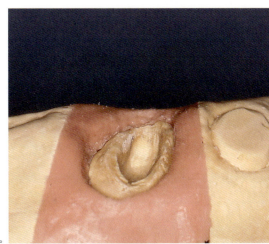

図 24-2b　ガム模型。

CHAPTER 25
義歯粘膜面の調整

INSTRUMENTS
- □ ラウンドバー(大)
- □ フィットチェック材(トシコン・インジェクションタイプ)
- □ 技工用カーバイドバー

義歯粘膜面の調整では、痛みを引き起こす要素を除去する。初心者でもできる、効果がある方法をマスターしよう。

1 フィットチェック

- 粘膜面の適合試験には、**フィットチェック材**を使用する。
  - ☞ PIPワックスやデンスポットなどでは、デンチャーが粘膜とどこで接触しているのかはわかるが、どのくらい粘膜に突っ込んでいるのかはわからない。
  - ☞ フィットチェッカーでは、どこがどのくらい接触しているのかが三次元的に明確に把握できる。そのため、どの部分をどれだけ削ればよいかが瞬時に判断できる。
- **フィットチェックには、トシコンのインジェクションタイプを使用する**とよい（図 25-1）。
  - ☞ 練和した印象材の濃淡で硬化時間（作業時間）が判断できる。
  - ☞ フィットチェッカーは、ベースとアクセラレータが同色のため、それぞれの比率が判断できない。

> **POINT** フィットチェック時は、患者が疼痛を訴えても**咬合させる**。術者が手で義歯を押さえても、本当に痛い場所はわからない。

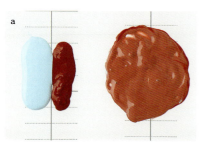 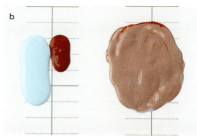

図 25-1a、b　ベースとアクセラレータの比率（トシコンインジェクションタイプ）と練和された印象材の色調の違い。アクセラレータ量を半量にしたｂは、ａと比較して、茶色が薄く、操作時間が長い。

2 削除部位の選択

- 義歯床縁の適合からチェックし、義歯に裏打ちされていない印象面から突出した義歯床（図 25-2a の①）を、印象面に移行するように削除する（図 25-2b）。
- その後、粘膜面の中央部に向かって、接触の強い部分（図 25-2a の②）を削除する（図 25-2c）。

POINT 削除量の目安は、強く接触している部分の周囲の不適合部分の印象材の厚さとする。

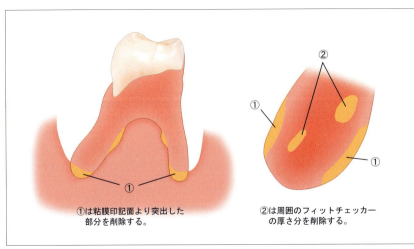

①は粘膜印記面より突出した部分を削除する。

②は周囲のフィットチェッカーの厚さ分を削除する。

図 25-2a 削除部位。①は義歯床辺縁部の削除部位、②は義歯床粘膜面の削除部位を示す。

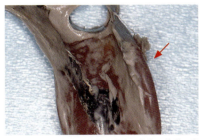

図 25-2b 義歯床辺縁部の削除の実際。粘膜の印記面より突出した部分を削除する。

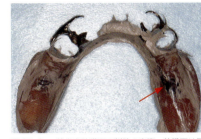

図 25-2c 義歯床粘膜面の削除の実際。粘膜面は周囲のフィットチェッカーの厚さ分を削除する。

CHAPTER 26
直接法による義歯修理

INSTRUMENTS
- □ 瞬間接着剤
- □ ラウンドバー(大)
- □ 即時重合レジン
- □ アルミホイール(錫箔)
- □ フィットチェッカー(トシコン・インジェクションタイプ)
- □ 技工用カーバイドバー
- □ リライニング材
- □ 技工用メス(カッター)
- □ お湯
- □ サンドペーパー
- □ テルキジン

義歯の修理は非常に時間がかかる。破折部を新しいレジンで完全に置き換えなければ、修理の意味はない。

1 破折片の整復

- 破折直後の義歯で、割面が正確に接合可能な場合は、瞬間接着剤にて接着する(図26-1)。
- 割面が正確に戻らない場合は、破折した義歯を口腔内に装着して、破折部分を即時重合レジンにて接合する。

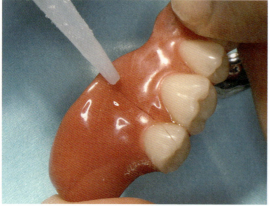

図26-1　割面が正確に接合可能な場合は、瞬間接着剤にて接着する。

2 修復部の削除および即時重合レジン添加

- 研磨面から、破折線に沿って、義歯の厚さの半分以上の深さまで削除する（図 26-2a）。
    - ☞ 亀裂の上に即時重合レジンを盛るだけでは、また割れてしまう。
- 削除部にレジン接着剤を塗布し、即時重合レジンを筆積みする。
    - ☞ よい形を作る必要はない。筆でレジン面をなでると即時重合レジンに気泡が発生する。筆の先に玉にした即時重合レジンをおいて、たたく程度でよい。
- 即時重合レジンの筆積み量は山盛りとする（図 26-2b）。
- 筆積み面を錫箔（アルミホイールでも可）で被覆する（図 26-2c）。
    - ☞ 面粗れが防止できる。
- 硬化促進のために温湯に入れてはいけない（錫箔で被覆した場合は可）。
- **研磨面の即時重合レジンが硬化した後、粘膜面の破折線に沿って、即時重合レジン部まで床用レジンを削除する。**
- **粘膜面の削除部に即時重合レジンまたはリライニング材を盛って、口腔内に装着し、硬化させる（図 26-2d）。**
    - ☞ **研磨面からの即時重合レジンと粘膜面に盛る即時重合レジンが接触し、割線がなくなるまで完全に削り取る。**片側のみをやっても修理の意味がない。
    - ☞ 即時重合レジンを盛った後には、スピーディに口腔内に戻す。硬化前に口腔内に戻さないと、粘膜の印記ができなくなる。
    - ☞ 即時重合レジンを盛りすぎると、正しい粘膜の部分まであふれてしまうので、築盛量を加減する。
    - ☞ 口腔内に戻し、強く咬ませる。残存歯の近くで割れているときには早めにはずす（アンダーカットがあるため）。そうでないときには、口腔内でゆっくりと硬化させる。

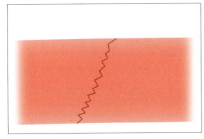

図 26-2a　研磨面から、破折線に沿って、義歯の厚さの半分以上の深さまで削除する。

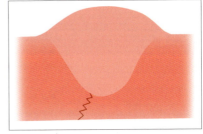

図 26-2b　即時重合レジンの筆積み量は山盛りとする。

次ページに続く

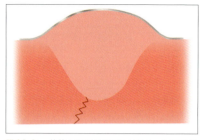
図 26-2c　筆積み面を錫箔（アルミホイルでも可）で被覆する。

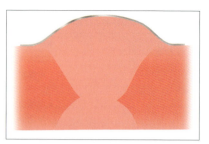
図 26-2d　粘膜面の削除部に即時重合レジンまたはリライニング材を盛り、口腔内に装着して硬化させる。

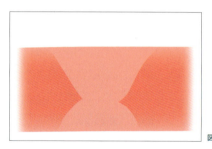
図 26-2e　研磨面の余剰部を削除し、平滑にする。

3　研磨

> **POINT**　研磨は、低速で面をつくり、表面を滑沢にする。義歯製作時と同様にする。

- 研磨面の即時重合レジンとリライニング材の段差を滑らかにする。
- 技工用カーバイドバーで研磨面をスムーズにする。
  ☞削除は速いストロークで行う。
- 手で**サンドペーパーをかける**。
  ☞回転器具である**ビッグポイントでは、きれいな面を作ることは困難**である。
- テルキジンで最終研磨を行う。

CHAPTER 27
直接リライニング

INSTRUMENTS
- □ フィットチェック材
- □ 技工用カーバイドバー
- □ リライニング材
- □ 技工用メス（カッター）
- □ お湯
- □ サンドペーパー
- □ テルキジン

直接リライニングでもっとも大切なのは、『どのくらい粘膜面があっていないか＝隙間があいているか』のチェックである。それにより、使用するリライニング材の粘度がきまってくる。

1 粘膜面の適合試験

- フィットチェック材を粘膜面に塗布して、咬合させ、**粘膜面の適合状態をチェック**する（図27-1a）。
- フィットチェック材が薄い部分（適合が緊密な部分）を削除すると同時に、**不適合部分の厚さをチェック**する（図27-1b）。

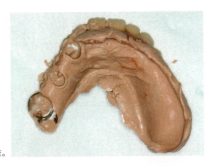

図27-1a　フィットチェック材による適合検査。

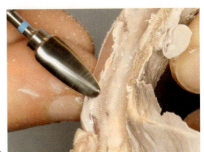

図27-1b　粘膜に突出した部位の削除。

2 リライニング材の稠度選択および貼布

- 粘膜面および義歯床縁の研磨面を薄く一層削除し、接着剤を塗布する（図27-2a）。
  - ☞ 辺縁の研磨面にも塗布する。
- 粘膜面の適合状態によって、練和するリライニング材の稠度を決定する。
  - ☞ 粘膜面の適合状態が比較的良好な場合は流動性が高いリライニング材を、不適合な場合は流動性が低いリライニング材を使用する（図27-2b、c）。
  - ☞ 不適合な場合には、2度リライニングが必要なことがある。
- 流動性が低いリライニング材を使用した場合には、細部の適合を得るために、流動性が高いリライニング材で再度リライニングを行う。

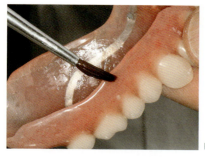

図27-2a　辺縁研磨面への接着剤の塗布。

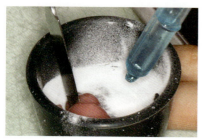

図27-2b　リライニング材の稠度の調節。

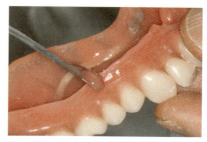

図27-2c　リライニング材の塗布。辺縁の研磨面にも塗布する。

3　リライニング材貼付後の操作

- 流動性があるあいだに、口腔内に装着して**咬合させる**。
- 十分に筋圧形成する。

4　リライニング材硬化前の着脱

- リライニング材がアンダーカットに浸入して硬化すると、義歯が口腔内から撤去できなくなる（とくに根面板がある際は注意）。
- 口腔内挿入後、1分以内に頻回着脱を繰り返し、**硬化前にアンダーカット部のリライニング材を除去する**。

5　余剰リライニング材の除去

- リライニング材の余剰部分は、**硬化前に技工用メス（カッター）、はさみ**などで除去した後に、完全硬化させる（図 27-3）。

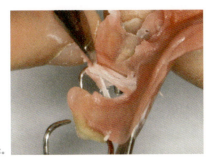

図 27-3a　技工用メスによる余剰部の切除。

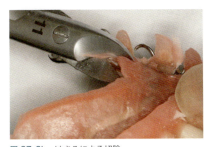

図 27-3b　はさみによる切除。

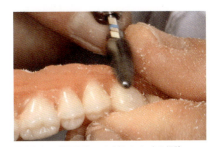

図 27-3c　技工用カーバイドバーによる切除。

6 研磨

- 義歯の研磨に準ずる（図27-4）。

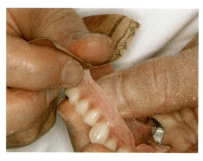

図27-4a　サンドペーパーによる荒研磨。

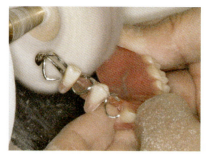

図27-4b　テルキジンを使用したレーズ研磨。

> **SHIOZAWA'S ADVICE**
> 最後にフィットチェックを行い、適合状態を確認するとよい。フィットチェック材が薄い部位は削除して、疼痛の緩和に努める。

さくいん

K
Kerr の注入器 …………… 28
K 型バイトトレー ………… 115

あ
アップライト ……………… 10

い
鋳込み厚さ ………………… 99

え
塩化ビニル樹脂製フィルム 115
エンジンの
　カーボランダムポイント …26
エンジン用ラウンドバー …… 22

お
嘔吐反射 …………………… 12

か
開口時の下顎の歪み ……… 73
回転防止形態 ……………… 86
仮着用セメント …………… 118
カッターナイフ …………… 88
兼松式ポスト撤去鉗子 …… 127
ガム模型 ………………… 132

き
技工用カーバイドバー …… 88
既成ポスト ………………… 78
急速加熱型埋没材 ………… 40
凝固促進用ペント ……39、101
頬舌側鼓形空隙 …………… 97
金属の溶解 ………………… 40

こ
咬合印象法 ……………… 115
口輪筋の緊張緩和 ………… 13
ゴードンのプライヤー …… 10
根管形成バー ……………… 25

し
鹿革ホイール …………… 102
シャンファータイプ辺縁 … 52

瞬間接着剤 ……………… 136
上部鼓形空隙 ……………… 97
除去用バー ……………… 124
食片圧入 …………………… 96
ショルダータイプ辺縁 …… 52
ショルダーレスタイプ辺縁 …52
シリコーンポイント（青） 102
シリコーンポイント（茶） 102

す
スクリューバー …………… 28

せ
舌側溝 ……………………… 61

た
ダイロック型トレー ……… 35
ダウエルピン ……………… 86
タングバイト ……………… 96

ち
チークバイト ……………… 96
中心孔 ……………………… 61
チル …………………… 39、101

て
撤去用ノブ ……………… 119
電気メス …………………… 31

と
時計回り …………………… 50
トシコンの
　インジェクションタイプ 134
トレーの柄の方向 ………… 11

は
バルサ材 ………………… 122
反時計回り ………………… 50

ひ
ピーソーリーマー ………… 24
冷し金 …………………… 101
ピン ………………………… 61
ビンディングワイヤー …… 93

ピンワックス ……………… 36

ふ
フィットチェック材 …… 134
フィンガーレスト ………… 46
フェザータッチ …………… 46
フェルール効果 …………… 23
付加型シリコーン
　ラバーベース印象材 …… 28
フラックス ………………… 41
分割用糸鋸 ………………… 88

ほ
保持孔 ……………………… 61
ポリカーボネート製仮封冠 …78

ま
マイナスドライバー …… 124

や
槍状ダイヤモンドポイント
　……………………… 20、48

ゆ
ユーティリティーワックス
　……………………… 10、84

ら
ラウンドバー ……………… 88
ラバーダムシート ……… 122

り
リング状の接触部位 …… 110
隣接面溝 …………………… 61
隣接面のセパレート ……… 20

る
ルージュ ………………… 102

ろ
ロート状根管 ……………… 27
ロール綿花 ……………… 122

143

著者略歴

塩沢育己（しおざわいくみ）

昭和45年	東京医科歯科大学歯学部 卒業
昭和48年	東京医科歯科人学歯学部歯科補綴学第2講座 助手
平成 7年	東京医科歯科大学歯学部歯科補綴学第2講座 講師
平成12年	東京医科歯科大学歯学部附属病院インプラント治療部 助教授
平成16年	東京医科歯科大学歯学部附属病院総合診療部 准教授
平成22年	東京医科歯科大学特別診療 教授
平成24年	東京医科歯科大学歯学部附属病院 臨床教授

臨床研修医＆若手歯科医師のための
補綴臨床　はじめの一歩

2015年5月10日　第1版第1刷発行

著　　者　　塩沢育己（しおざわいくみ）

発 行 人　　佐々木　一高

発 行 所　　クインテッセンス出版株式会社
　　　　　　東京都文京区本郷3丁目2番6号　〒113-0033
　　　　　　クイントハウスビル　電話 (03)5842-2270(代表)
　　　　　　　　　　　　　　　　　　 (03)5842-2272(営業部)
　　　　　　web page address　http://www.quint-j.co.jp/

印刷・製本　サン美術印刷株式会社

Ⓒ2015　クインテッセンス出版株式会社　　禁無断転載・複写
Printed in Japan
落丁本・乱丁本はお取り替えします
ISBN978-4-7812-0435-2　C3047

定価はカバーに表示してあります